子どもの心を診る医師のための

# 発達検査・
# 心理検査入門

## 改訂2版

医療法人真生会
向日回生病院内科 橋本　浩 著

中外医学社

# 改訂の序

　この本の初版は，中外医学社の五月女氏の熱心なご助力によって完成したものであり，多くの読者を得ることができたことは著者にとっては思いがけないことであった．それだけ，今日の社会においては子どもたちの心の問題が注目を集めるようになっていることは事実であると思われる．

　昨今の COVID-19 感染症の流行を阻止すべくほとんどの学校や幼稚園，保育所を休校・休園にしても現実には流行を阻止できず，しかも，休校や休園により行き場を失った子どもたちに非行や望まぬ妊娠あるいは自殺など多くの問題との関連性に関する議論が起きるなど様々な問題が噴出し，子どもたちの心を理解する必要性がますます強調される時代になったのだと思われる．正直なところ，私は子どもたちへの心理的悪影響を懸念して，休校や休園は無意味で行うべきものではないと，その実行を政府が方針として打ち出す前から考えていたのであり，懸念していた家庭や社会での問題が現実になったことを様々な報道を通して知り，心の底から落胆した．子どもたちから通学や登園を奪っても流行は阻止できるはずがないことは感染症の専門家であれば予測できたはずだと私は思っている．

　この改訂版では，初版のいくつかの誤りを編集部で修正していただくのに加え，被験者である子どもたちに絵画を描かせたり，標準的な図形を提示して子どもたちの心の在り様を理解しようとする検査の解説を追加した．研修医時代に病棟から忽然と姿を消した少女が残した絵画を観た私は，その作品からヒントを得て少女がどこに隠れているのかに気づき，その場所で彼女を発見し，病棟に連れ戻した経験がある．それ以来，私は子どもたちの心を理解する上での描画テスト（人物，家，木を一枚の用紙に描かせることが多い）の有用性を認めるようになった．

　ロールシャッハ検査は，標準図形を見せて望ましい回答と望ましくない回答のどちらを被験者の子どもが答えるかを検討するのが基本ではある

が，文化などの社会環境の影響を大きく受ける検査であり，なかにはポケモンのモンスターのように見えるなど，その子ども独自の回答をする個性的な子どももおり，教科書通りには判定できない子どもたちも少なくない．

　すなわち，これらの検査は，型どおりに判定するだけではなく，試験者と被験者である子どもたちとのコミュニケーション・ツールとしての有用性を期待することもできると思われるが，まだそのエビデンスは十分には確立しておらず，本書では言及していないことを申し添えておきたい．


　　　2021 年 5 月

向日回生病院 内科

橋本　浩

# 序

　私は研修医時代から，知的障害のある児や重症心身障害児，あるいは，さまざまな障害のある子どもたちの診療を経験し，小児の発達に強い関心を抱くようになった．

　そして，精神・運動発達，あるいは，行動発達について学び，発達心理学については入門書「ポケット図解 発達心理学がよ〜くわかる本」（秀和システム）を 2006 年に刊行するに至った．その後も小児科臨床において，さまざまな神経発達障害（神経発達症）や神経疾患などがある子どもたちの診療を通じていろいろなことを学ぶ機会を得た．本書は，その過程で私が知り得たことのいくつかをまとめたものである．したがって，学習の機会ごとに熟読を重ねた既存の成書による内容が多く，その著者各位に敬意と感謝を表したい．

　神経発達障害があるかどうか，あるとすれば，それがどんな問題で，どんな援助を必要とするかを客観的にはかるアセスメントツールが必要になる．これまでにさまざまなツールが開発され，改良が重ねられてきたし，現在も新しいツールの開発や改良が世界中で行われている．しかしながら，これらのツールは大学院で臨床心理学を学んだ者が行うべきだとされる難解ものが多く，一般的な臨床医，小児科医，小児を診療する総合診療医には実施が難しいものが少なくない．しかも，解説書は一般に難解過ぎる傾向にある．

　本書では，私が診療を行う際に利用しているアセスメントツールとなる諸検査について知っておくべきだと考える事柄をできるだけ簡潔な形でまとめてみた．

　新版 K 式発達検査や WISC–IV などは，児童相談所や児童精神科などでは広く行われているものの，一般的な小児科医には難解な検査法である．しかし，他の施設で行われたこれらの検査結果のレポートを地域医療連携

において入手し，発達相談や心理相談に活用することは有意義であり，そのための基礎知識も記述するように努めた．

　また，実際の臨床においてどのような考え方で心理検査を組み合わせるか，という点にも解説を加えた．

　日本小児科学会による小児科専門医の教育目標として，心理学的分野にも目を向けることができる広い視野をもった全人的・包括的なプライマリケアの実現に向けた教育が掲げられている．しかしながら，小児に対する心理検査に関する医師向けの情報は，現状では残念ながら，さほど多くない．本書により心理検査の概要を把握したうえで専門書に当たれば，効率よく学習を進めることができると考えている．

　それぞれの検査法には，考案者による著作権があり，詳しい実施マニュアルが刊行されている．本書では，それを踏まえたうえで，各検査のマニュアルや解説書を理解するための道標になるようにと配慮した．その結果，各検査方法の総合ガイドブックの形態をとることになったことをご理解賜りたい．

　なお，本書の執筆にあたり，参考とした文献や読者にお勧めしたい文献を巻末に一括してまとめて掲示させていただいた．


　　　2017年2月

東大阪生協病院 小児科・内科

橋本　浩

# 目　次

## Chapter 4　心理検査活用に際しての考え方

# Chapter 1 概説

本章では，まず心理検査とその使用についての基本事項を中心に解説した．

## 1 臨床心理検査・神経心理検査とは何か

　小児医療で用いられるアセスメントツールは，知的障害の有無と鑑別，認知機能の評価，教育支援あるいは生活上の支援を適正に行うための問題点の評価や二次障害の検出などを目的に行う心理検査であり，臨床心理検査と神経心理検査に大別される．これは，検査の目的による分類である．臨床心理検査は，人格評価・精神疾患の検出などの目的で行う検査である．これには主に成人を対象とし，本書では扱わないものが多い．ただし，バウムテストや描画テストなどは知能検査としても活用できることもあり，解説している．家族関係をみる TK 式診断的親子関係検査，精研 SCT 文章完成法テストや P–F スタディなどの人格検査，小児自閉症評定尺度（CARS）もある．これらの検査の分類はその視点の捉え方によって分類が異なる場合があるが，本質的には大差はないと思われる．

　神経心理検査は，知能・発達・記憶・視覚認知および視空間認知・注意力・前頭葉機能をみる検査である．主な神経心理検査として，新版 K 式発達検査，田中ビネー知能検査 V，津守式乳幼児精神発達診断法，WISC-IV 知能検査，DN–CAS 認知評価システムなどがある．

　本書では，発達検査として津守式乳幼児精神発達診断法，遠城寺式乳幼児分析的発達検査法，新版 K 式発達検査などを紹介している

が，これらは乳幼児のコミュニケーション能力や社会性の発達にも注目した検査である．また，全般的知的機能をみる検査として，田中ビネー知能検査ⅤやWISC–Ⅳ，コース立体組み合わせテスト，KABC–Ⅱ，DN–CAS認知評価システムなどを取り上げた．WISC–Ⅳは，小児の構成力・視覚認知機能や注意機能，記憶機能を評価するのに特に優れている．

　つまり，これらの検査は目的によって分類する方法と着目する視点の違いによって分類する方法がある．したがって，何を知るためにどんな視点で検査を行うのか，を正しく認識することが，臨床心理検査・神経心理検査を利用するうえでの基本となる．本書では，各検査を臨床心理学における最も一般的な分類に従って解説することとした．

## 2 臨床心理検査・神経心理検査を活用するための基本作法

　検査についてのマニュアルを読まなくては，検査の実施はできない．しかし，検査の実施方法と採点方法だけを読んでも，その検査を有効に活用できない．それぞれの検査には，それを実施することでどんなことを知ることができるのか，検査の狙いは何か，が決まっている．実際，どんなことをどうしたら知ることができるのか，という視点になって検査は開発され，その有用性が検証され，標準化されて臨床現場で使える形に仕上げられている．そして，その開発過程でどのような視点でそれぞれの指標が考案され，どのような方法でその指標が得られるのかを正確に理解しなければ，検査を有効に活用することはできない．すなわち，より有効な検査の組み合わせを計画することもできないし，検査の結果を有用性の高い検査レポートとして記載することもできない．その結果，患者とその家族への援助を行うための有用な情報源として検査を活用できなくなる．

　基本的には，臨床心理士や言語聴覚療法士によって検査が実施されるが，医師は心理検査や発達検査の結果が意味することを正しく理解し，解釈を行い，被験者である患者に適切な形で検査結果をフィード

JCOPY 498-14547

バックすることで患者の支援や治療を効果的に行うために必要な力量を身につけなければならい．つまり，患者の心理的・精神的な問題を発達障害なのか，精神疾患なのか，あるいは神経症なのかという鑑別診断を行う道具としての臨床心理検査や神経心理検査を機械的に振り回してはならない．

　いかなる検査も誤謬は必ず内包されており，絶対的なものではない．また，患者に対する検査結果のフィードバックは，患者や患者の家族に患者自身をより正確に理解できる手がかりとなるものにしなくてはならない．患者への結果の告知の質が悪ければ，患者自身が"死にたくなる"あるいは家族が"一家心中したくなる"ほど，壊滅的な心理的ダメージを与えることがあり得るという話は事実である．

　世間ではさまざまなハラスメントが問題視されているが，「医師はもちろん，その他の医療従事者の暴言や横柄な行動あるいは態度，雰囲気によって患者の心に傷が残ることを，ドクハラ（ドクター・ハラスメント）と呼ぶ」とされ，あってはならないことである．

　臨床心理検査や神経心理検査に見識のない医師が，診察の際に患者やその家族に知能検査におけるネガティブな数値を機械的に並べ立てたあげく，怒りと悲しみで抗議する患者や家族に対して「本当のことを言って何が悪い」と居直ったという話を見聞きすることは，確かにある．また，多くの臨床心理検査や神経心理検査には，大学院などで心理学を専攻したか，それと同等の能力を有する者が検査を実施するように定められており，検査の開発理念，応用される原理ないし理論，開発の過程や指標に関する理解は難解なものが少なくなく，多くの専門書は多くの医師の目にも難解な用語が並んでいることは事実である．

　だが，それらの事実を理由に「心理検査の実施も結果の告知も大学院を出た専門家である心理士によって行うべきであり，医師が行うべきではない」という考え方につなげるべきではない．いろいろな職種の人々との協業が社会的にも求められる．

JCOPY 498-14547

患者も医師も心理職も人であり，人は肉体だけの存在ではないと同時に心だけの存在でもない．心と身体の双方を総合的に理解し，全人的で包括的な医療サービスを提供するためには，多職種がチームとして共同して機能しなければならない．そのために，医師もできる限り臨床心理検査や神経心理検査について基本から学ぶ姿勢を堅持し，謙虚に学ばなくてはならない．

　医師はもちろん，心理職にも心理検査の修練に終わりはない．それをわきまえなければ，就職試験に採用されている高額な費用を要する適性試験という営利性が高いと目される心理テストを材料に「心理テストは大嘘だ」などというアイロニー的なものが出版されることを防ぐことができなくても無理からぬことであろう．

　端的に言えば，医師だ，心理士だと自らの職種にだけしがみつき，縄張り争いのような考え方をする人物は医師にも心理士にもその他の医療職にもなるための適正はない．

## 3　検査の実施に際しての注意事項

● 保険診療上の注意

　臨床心理・神経心理検査は医師が自ら，または医師の指示により他の従事者が自施設において検査および結果処理を行い，かつ，その結果に基づき医師が自ら結果を分析した場合に算定できる．したがって，医師は必ず結果を分析できる能力を備えておかなければ，これらの検査を利用できない．また，保険診療上での検査の分類と神経心理学的検査・臨床心理学的検査の分類は必ずしも一致しない．例えば，津守式乳幼児発達診断法，遠城寺式乳幼児分析的発達検査法およびグッドイナフ人物画知能検査は，発達および知能検査の操作が容易なもの，バウムテストと描画テストは人格検査の操作が複雑なものに分類される．この不一致は，保険審査上の便宜を主目的とする保険ルールに起因するものであり，医療の本質にはかかわりはない．また，1日に実施できる検査は1つだけである．

● 被験者とその家族への配慮

検査の目的を説明し，同意を得てから行うのはもちろんだが，結果の良くない部分を強調して説明することがないよう，配慮する．被験者の良い部分を伝えるとともに客観的な被験者の個人特性をわかりやすく説明するべきだが，被験者を否定する説明であってはならない．検査が被験者とその家族を治療に導く手段にもなり，治療手段にもなり得ることを念頭においた配慮と説明が必要である．

● 他施設での検査結果の取り扱い

過去に他の施設で検査を受けたことを被験者や家族から確認できれば，その検査内容や実施日，結果となされた説明の内容を質問してカルテに記載する．また，実際の検査結果の報告書などの資料があれば，被験者やその家族の許可を得て，当該資料の複写をカルテに収めておくと活用しやすい．

● 検査実施時の注意

検査を行う際には，行動観察を行い，その観察結果を客観的に記録しておくこと，検査結果の評価する際のみならず，被験者を包括的に理解するために役立つ情報となり得る．

● 保険診療上の分類とその概要

保険診療における診療報酬上の分類に基づいて，小児科医も実施しやすいと思われる検査を選択的に掲げ，その概要を記載する．実際の保険点数については，更新されることがあるので記載していない．

● 発達援助や治療過程でのツールとしての利用

多くの心理検査は，診断の補助ツールとして利用されることが基本ではあるが，患者への治療あるいは治療的教育や発達援助などの介入の効果を観察するツールとして用いることができる．また，描画テストなどのように，検査そのものが患者のための指導教材として使えるものもある．

# 各検査の概要

　本章では，主要な検査の概略を鳥瞰することを目的とした．

## 1　発達および知能検査の概要

### （1）津守式乳幼児発達診断法

　　日常的によく見られる子どもたちの行動を見ている保護者を対象に
した質問用紙に対する回答をもとに子どもたちの全般的な日常行動を
把握することができるとともに，各月齢，年齢に応じた行動ができて
いるかどうかを判定する，つまり，子どもたちの行動発達のマイルス
トーンの通過状況を把握することで発達を診断する方法として日本で
開発された検査法の1つが，津守式乳幼児発達診断法である．

　本法の質問紙は，1〜12カ月用，1〜3歳用，3〜7歳用の3種
類がある．各マイルストーンの通過率は約60％に設定されており，
全体的な発達年齢と5つの領域ごとの発達年齢と発達プロフィール
を得ることができる．0〜3歳までは，「運動」，「探索・操作」，「社
会」，「食事・排泄・生活習慣」，「理解・言語」の5つの領域が設定さ
れている．3〜7歳では，「運動」，「探索」，「社会」，「生活習慣」，「言
語」の5つの領域が設定されている．なお，0〜3歳までは算出され
ていた発達指数（DQ）は1995年の改定に際して，子どもの特性を把
握する妨げになるとの理由により，廃止された．

> **基本データ**
> 作成者: 津守　真ほか
> 発行所: 大日本図書
> 適応年齢: 1〜12 カ月，1〜3歳，3〜7歳

## (2) 遠城寺式乳幼児分析的発達検査法

　　1958 年に遠城寺宗徳，梁井　昇らによって開発が開始され，1960年に発表された乳幼児の発達に関する簡易スクリーニング検査法である．改訂版が 1977 年に発表されたが，使用されている図版や検査項目が時代にそぐわないとの理由で，黒川　徹らにより部分改訂が行われ，2009 年に九州大学小児科改訂新装版が発表された．この検査法は，心身障害児の療育を実りあるものにするための基礎として発達の評価を行うことを基本理念として開発された検査法である．

　　対象年齢は，生後 0 カ月〜4 歳 7 カ月であり，「運動」（移動運動・手の運動），「社会性」（基本的習慣・対人関係），「理解・言語」（発語・言語理解）の 3 領域，6 項目の発達状況を測定できる．1 枚の用紙で日時を変えて 4 回実施できるので，発達グラフの変化を比較することができる．

> **基本データ**
> 作成者: 九州大学小児科
> 発行所: 慶応義塾大学出版会
> 適応年齢: 0 カ月〜4 歳 7 カ月

## (3) DAM グッドイナフ人物画知能検査

　　心理学検査の 1 つとして人物画を被験者に描かせる方法は，2 種類に大別される．

　　1 つは被験者の性格，心理状態が絵に投影されるという点に着目して 1949 年のマッコーバーあるいは 1950 年のレビィーによる人物画の利用とその分析に関する研究に代表される性格検査があげられる．

第 2 章　各検査の概要　　**7**

また，1948年のブックや1956年のハマーの研究によるHTP（家・木・人）描画検査として始まった描画テストでも人物画が用いられている.

　知能検査としての利用は，Draw-a-man test（DAM test）として1926年にグッドイナフによって始められた人物画知能検査法が最も有名である．この検査法は簡便であったことから，世界各国で標準化され，利用された．しかし，グッドイナフの原法には男女の発達の仕方の違いによる男女の評価法の違いがあった．この性差をなくす目的で，1963年にハリスによりグッドイナフの検査法は大幅な改定が行われたが，検査で評価する項目が増え，煩雑な検査法となった.

　1971年の小林らの研究により，ハリスの方法では被験者の精神状態の影響を強く受ける項目が多数含まれていることが明らかとなり，そのような影響がない項目を選択した新しい評価法が考案され，今日に至っている.

　人物画を心理検査として用いる場合，幼児から学童期にかけては，精神的な影響のある個人差よりも，発達過程による描画の迷彩化，統合化などの変化をより明瞭に捉えることが可能であるため，これらの年齢の被験者に対する知能検査として人物画が利用できるのである.

　ただし，グッドイナフが考案した評価項目は，「人物の部分」，「各部分の比率」，「部分の明細度」であることから，9歳を過ぎると表現の仕方が複雑化したり，簡略化したり，などと個人差が大きくなるため，知能検査としての利用はできなくなり，描画テストなどの性格検査としての心理検査が有用性をもつようになると考えられる.

　3〜9歳ではグッドイナフが考案した項目の通過率は，発達段階に従ってパラレルに上昇しており，発達検査としての有用性は高い．4歳児での検討では，この検査によるIQと鈴木ビネー式知能検査によるIQには，男女ともに比較的高い相関関係があるとされている．また，小学校1年生での検討では，WISCの総合および動作性において比較的高い相関があるとされている.

JCOPY 498-14547

2017年に再度の標準化が1,720人の児童を対象に行われ，男女の結果に有意差があったことから男女別入院MA換算表が作られた．また，評価を頭，手，胴体，足などにパーツ別に評価するように変更されたが，本質的な変更はないと考えてよい．

> 基本データ
> 作成者: グッドイナフ（日本語版: 小林重雄ほか）
> 発行所: 三京房
> 適応年齢: 3〜9歳

## （4）新版K式発達検査

この検査は，1951年に京都市児童院（現在の京都市児童福祉センター）で開発された発達検査であり，Kは京都（Kyoto）を示す．対象者は0歳〜成人までで，発達年齢（DA）と実際の年齢（CA）の比を発達指数（DQ）としている．$DQ = DA \div CA \times 100$（小数点以下を四捨五入）で計算される．発達年齢と発達指数は，「姿勢・運動」，「認知・適応」，「言語・社会」の3つの領域と全領域で算出される．

開発後に3度の改定を経て，現在は"新版K式発達検査2001"が全国に普及しており，乳児健診における発達に関する精密検査や特別支援教育におけるアセスメント，児童相談所や知的障害者厚生施設などにおける療育のためのアセスメントなど，さまざまな場面で活用されている．

一般的な発達過程と照らし合わせて被験者の身体運動発達が標準的ないし定型的な過程をたどっているかどうかを評価できる．この検査法は，被験者に何らかの課題を与え，それに対する反応の観察，評価する手法を採る検査法の1つである．

新版K式発達検査2001は，ゲゼルをはじめとして，ハントやビネー，コースなど多数の著名な発達心理学の研究者が作成した検査項目に修正を加えたものと独自に追加されたものを含め，総計328の検査項目から構成されている．検査の実施に当たっては，被験者であ

JCOPY 498-14547

る子どもの状況に合わせて順を変更して検査してもよい.

　2020年に改定されたが2001版検査用紙も引き続き販売されており, 両者に本質的な差異はないと考えてよい. 新版K式発達検査2020補充追加用具セットを購入すれば2001版の用具セットはそのまま2020版用として使用できる. つまり用具を現代生活に合わせて変更しただけだと考えてよい.

> ⋯ 基本データ ⋯⋯⋯⋯⋯⋯⋯⋯⋯⋯⋯⋯⋯⋯⋯⋯⋯
> 作成者: 京都国際社会福祉センター
> 発行所: 作成者に同じ
> 適応年齢: 生後3カ月～成人

### (5) 田中ビネー知能検査V

　1905年にフランスのビネーらが世界で初めて開発した知能検査法であるビネー式知能検査は, 1916年に米国においてターマンによりスタンフォード改訂版が公開された. この改訂版をもとに, 日本において1947年に田中寛一により"田中ビネー知能検査"が公開され, その後に改定が重ねられた. 現在は2003年に公開された"田中ビネー知能検査V"が日本における代表的な知能検査となっている. 対象年齢は2歳以上である.

　この検査は個別式知能検査であり, 診療や教育相談, 発達相談などさまざまな場面で使用されている. 田中ビネー知能検査Vでは, 2～13歳では精神年齢 (MA) と生活年齢 (CA) から知能指数 (IQ) を算出する. しかし, それ以上の年齢では精神年齢はあまり有用ではないという発達心理学上の議論があり, 成人と同等と考えられる14歳以降では精神年齢は算出せずに偏差知能指数 (DIQ) を算出する方法が採用されている.

　精神年齢は, 知能の発達を簡便に把握できるメリットがあり, 偏差知能指数は同年齢グループの中でどの程度の発達レベルに位置するのかを把握できる.

JCOPY 498-14547

14歳以上では，「結晶性問題」，「流動性問題」，「記憶問題」，「論理推論問題」の4つの領域でそれぞれの偏差知能指数を算出でき，知能の特徴を把握しやすく，支援の手がかりが得やすくなっていると考えられている．

この検査法で最も特徴的なことは，「年齢尺度」の概念が導入されており，1歳級から13歳級の問題が年齢の順番に96問並べられ，その後に14歳以降の成人級の問題が17問並べられている．この順番は，難易度順と置き換えて考えてよい．また，各問題は当該年齢の6～7割が合格できる（通過できる）問題になっている．

> ···· 基本データ ··············································
> 作成者：田中教育研究所
> 発行所：田研出版
> 適応年齢：2歳～成人

## (6) ベイリー発達検査（日本版ベイリー III 乳幼児発達検査）

アメリカの心理学者であるベイリーが1969年に開発した乳幼児発達検査で，1993年の改定後，2006年に現在の第3版に更新された．日本では，日本文化科学社が2015年から日本語版の標準化を行ってこの検査を普及させる取り組みを開始した．

より早くにさまざまな研究者による日本語化が進められ，その研究成果が学会で報告されており，すでに健康保険適用を受けている検査法である．

現時点でのベイリー発達検査は，生後1～42カ月までの児を対象とした個別検査であり，認知，言語（表出言語・受容言語），運動（粗大運動・微細運動）の5領域の発達を同時に測定することを狙ったものである．

児を対象にした検査だけではなく，児用と同じ時に実施する保護者用の社会–情動質問紙検査および適応行動尺度の検査を行い，それらの結果を総合的に査定する．

JCOPY 498-14547

各領域の偏差得点と発達年齢を指標とするが，総合的な単一の発達指数，発達年齢は算出しないという特徴をもつ．定期的に検査を繰り返すことで，発達チャートを作成して発達の様相を経時的に標準的な発達曲線と比較しながら観察・検討することができる．

····· 基本データ ·····························································
作成者：ナンシー・ベイリー（日本語版：日本文化科学社）
発行所：日本語版と同じ
適応年齢：1 ～ 42 カ月

## (7) WISC-IV（児童版ウェクスラー式知能検査第4版）

　1938 年にウェクスラー・ベルビュー知能検査に始まり，複数回の改定を経たウェクスラー式知能検査は，1949 年に児童版の WISC（Wechsler Intelligence Scale for Children）が誕生し，1955 年に成人版の WAIS（Wechsler Adult Intelligence Scale）が誕生し，最後に 1967 年に WPPSI（Wechsler Preschool and Primary Scale of Intelligence）が誕生した．臨床現場では，発達の変動や個人差が大きい幼児用は用いられることはほとんどないと言われているが，児童や成人に対しては，日本でも標準的な知能検査として最も多く使われている検査だと言われている．

　ここでは，小児科医が利用する機会があると考えられる 5 ～ 16 歳を対象とする 2003 年に改定された WISC-IVについて説明する．この検査は，15 個の下位検査と 4 個の指標得点，全検査 IQ（FSIQ）がある．指標得点と全検査 IQ は，新しいことを学習したり問題を解決したりする能力である流動性知能をみようとするツールであり，下位検査は教育や過去の経験から学んだことの積み重ねに基づく能力を意味する結晶性知能や知識の計測ツールである．

　WISC-IVでは，注意記憶の指標を学習や日常生活と深く関連する"ワーキングメモリー（作動記憶）"という概念で捉えることを特徴としている．

JCOPY 498-14547

得点を求める 4 個の指標とは，言語理解指標 (VCI)，知覚推理指標 (PRI)，ワーキングメモリー（作動記憶：WMI）および処理速度指標 (PSI) である．言語理解とは，言語概念形成，言語推理，環境から得た知識を測定するもので，言語の発達状態，言語能力，結晶性能力を表す指標である．知覚推理は，知覚による推理，流動性推理，空間処理，視覚–運動の統合を測定する．指標としてのワーキングメモリーは，ワーキングメモリーそのものだけではなく，注意，集中，実行機能なども関係する．処理速度は，視覚情報を正確かつ素早く読み込んで処理する能力を測定する指標だが，視覚的短期記憶，注意，眼と手の動きを一致させるような視覚運動の協応も関係するとされている．

日本版 WISC–IV は，2010 年に標準化され，刊行された．日本文化科学社から検査マニュアルなどが出版されており，インターネット上で『日本版 WISC–IV テクニカルリポート』や日本版標準化の統計データが公開されている．

> 基本データ
> 作成者：ウェクスラー（日本版：WISC– IV 刊行委員会）
> 発行所：日本文化科学社
> 適応年齢：5 〜 16 歳

## (8) 日本版ミラー幼児発達スクリーニング検査

日本版ミラー幼児発達スクリーニング検査は，Miller Assessment for Preschoolers（MAP）を日本で再標準化したものである．MAP は，米国の作業療法士である Lucy J. Miller によって米国で標準化され，1982 年に発表された．

日本の幼児のスクリーニングを目的に，検査項目は可能な限り原版を尊重しつつ，日本の文化，日米幼児の発達差などを検討した結果に基づいて新項目の追加，旧項目の削除，手続きの変更，検査道具の変更などを加えたものが，日本版ミラー幼児発達スクリーニング検査 (JMAP) であり，JMAP 簡易版 (S–JMAP) もある．

JCOPY 498-14547

マニュアルには，米国版とJMAPのものと，JMAPの解説に S-JMAPを含むものの2種類が異なる出版社から刊行されている．

> ···· 基本データ
> 作成者: ルーシー・J・ミラー
> 　　　　（日本語版: 日本感覚統合障害研究会）
> 発行所: パシフィックサプライ株式会社
> 適応年齢: 2歳7カ月〜6歳2カ月

## (9) フロスティッグ視知覚発達検査（視覚認知発達テスト）

フロスティッグ視知覚発達検査（DTVP）は，保育所，幼稚園，小学校低学年の子どもの視知覚上の問題点を発見し，適切な訓練を行うための検査として開発された．問題行動，ろう，難聴，脳性麻痺，知的発達の遅れ，情緒障害，自閉症スペクトラム障害や学習障害など神経発達障害のある子どもにも実施できるとされている．個別，集団のいずれの方法でも行えるが，小児医療現場では個別法が一般的である．

この検査は，①視覚と運動の協応，②図形と素地，③形の恒常性，④空間における位置および⑤空間関係という5種類の視知覚技能を測定するものである．

小学校3年生までの使用は一般的に行われているが，成人を含む脳障害（脳血管障害や頭部外傷など）の評価にも使用可能であるとされる．

> ···· 基本データ
> 作成者: マリアン・フロスティッグ
> 　　　　（日本語版: 飯鉢和子，鈴木陽子，茂木茂八）
> 発行所: 日本文化科学社
> 適応年齢: 3〜9歳（4歳0カ月〜7歳11カ月）

JCOPY 498-14547

## (10) コース立体組み合わせテスト

言語的要因を介入させずに実施できる動作性知能検査で，視空間失認，構成失行，脳損傷など，神経心理学の領域にも利用できる．6歳から成人までを対象とする．S. C. Kohs によって開発された KOHS BLOCK DESIGN TEST の日本版が使用されており，難聴，言語障害，聾児用に日本標準化された経緯から，聾児，難聴児，老人や失行・失認患者を対象として実施されることが多い．

> **⋯⋯ 基本データ ⋯⋯⋯⋯⋯⋯⋯⋯⋯⋯⋯⋯⋯⋯⋯⋯⋯⋯⋯⋯⋯⋯⋯⋯⋯⋯**
> 作成者：S.C. コース（日本語版：大脇義一）
> 発行所：三京房
> 適応年齢：6歳（児童）～高齢者

## (11) その他

小児に対して使用される健康保険適用がある発達および知能検査には，牛島乳幼児簡易検査やデンバー式発達スクリーニング検査もあるが，小児科臨床ではあまり普及しておらず，古くなり過ぎた感がある．DENVER-II の日本語版としてデンバー発達判定法が刊行されているが，これはデンバー式発達スクリーニング検査と違い，健康保険に収載されていない．

本書で紹介している津守式乳幼児精神発達検査も開発からかなりの歳月を経ており，時代による環境変化に合わず旧式であると考えられることは否めない．遠城寺式乳幼児分析的発達検査は 2009 年に九州大学小児科にて改訂されたが，古いままであると認識している専門家も皆無ではないようである．

他にも KIDS 乳幼児発達スケール，TK 式子どもの社会性発達スケール STAR，上田式子どもの発達簡易検査 USDT，幼児総合発達診断検査など多数の発達検査があるが，いずれも保険収載されないまま，すでに古くなった感が否めないものが少なくない．

その一方で新しい検査法も開発されており，環境省によりエコチル

調査でも使用された ASQ-3 日本語版が有用であるとする医師や心理職の意見も多い．

　だが，ASQ-3 日本語版を含めて，新しい検査はいずれも開発途上であり，保険収載もされていないため，医師が医療現場で使用するには，時期尚早であると思われる．ただし，たとえ保険適用がなくとも，標準化されれば利用する意義が高いと期待できる新しい検査が少なくないと言えるだろう．

## 2　人格検査の概要

### (1) バウムテスト

　実のある木の絵を被験者に描いてもらう心理テストである．神経精神疾患だけではなく，緩和ケアにおける患者の心理を分析し心理的サポートを行うツールにもなる手法である．

　悪性腫瘍や各種慢性疾患の治療に対する精神的サポートとして用いられることもあるが，このテストで描かれた絵の解釈を通じて窺い知る患者の深層心理から治療者が希望や勇気を与えられることもある．

　コッホ（1957-2010）によって研究・開発された心理テストで，日本をはじめ世界各国で多くの心理療法家・臨床心理士などによりさまざまな分野で研究，応用されている．

> **基本データ**
> 作成者: カール・コッホ
> 発行所: なし（解説書は各社から出版されている）
> 適応年齢: 3 歳以上（絵が描ける全年齢）

### (2) 描画テスト（HTPP 法）

　描画テストは様々な方法が存在するが，その方法を特定することなく健康保険制度において算定可能な検査の一つである．対象者のパーソナリティーを理解する側面を置く検査であり，1948 年に Buck が考案した方法は，HTP (House-Tree-Person〔家，木，人物〕) 法と呼

JCOPY 498-14547

ばれ，家と木と人の３つの課題を描かせる方法であったが，わが国では高橋雅春によって「反対の性の人」が加えられ，HTPP テストとして臨床心理現場で使用されはじめ，小学生から高校生および少年鑑別所入所少年を対象にした検討によって標準化され，1967 年に「描画テスト診断法 － HTP テスト－」が刊行された．その後，様々な研究が行われ，今日に至っている．

現在の Buck による方法ではクレヨンによる描画が含まれているが，小児科の臨床現場では，より簡便な日本生まれの HTPP 法がより適していると思われる．

> ···· 基本データ
> 作成者: 高橋依子（HTPP テスト）
> 発行所: 北大路書房（解説書発行元）
> 適応年齢: 幼児（3 ～ 5 歳）以上の全年齢

## （3）統合型描画テスト（S-HTP 法）

Buck による「家と木と人をそれぞれ別の紙に描く描画テスト（HTP 法）」を一枚の紙を使って実施する統合型 HTP 法（Synthetic House-Tree-Person technique）を S（Synthetic）-HTP と略称する．現時点ではまだ完全には標準化されていないが，患者の心理的特性を理解する上で有用であると考えられる．このテストは，その実際の手法の特性上，描画テストの一つと考えることができる．

一枚の紙に家と人と木を描くので，それぞれの対象の関係性を把握する認知機能の発達が観察され，あるいは，被験者と外界，意識と無意識の関係性が投影されると考えられている．特に言語が未発達な幼児や低学年の小学生，あるいは神経発達障害をもつ児の内面を知る手段として有効であると考えられている．

被験者は家と木と人をどのように組み合わせるかも含めて自由に描くことができる検査であり，個別的課題画と自由画の中間に位置する画を描くことになり，描画の部分的特徴よりも家と木と人の相互関係

JCOPY 498-14547

に関して全体的評価が可能になり，個別に画を描く場合に比べて，より信頼度の高い描画検査法であると考えられている．

統合型描画テストは，多くの児童相談所や家庭裁判所，医療機関で実施されるようになっている．ただし，現時点では健康保険適用はない．医療機関では，被験者である子どもの担当医師（主治医）あるいは検査担当者とのコミュニケーションツールとして活用できる．

> **基本データ**
> 作成者：三沢直子（S-HTPテスト）
> 発行所：誠信書房（解説書発行元）
> 適応年齢：幼児（3～5歳）以上の全年齢

## (4) ロールシャッハ法

1921年にヘルマン・ロールシャッハによって公開された心理アセスメント法がロールシャッハ法である．意味をもたない10枚のモノクロ印刷された図版が何に見えるかを被験者に問うという方法は，その方法そのものを理由に当初から今日まで絶えず批判されてきた経緯がある．しかし，それでも世界中で最もよく使用されるアセスメントツールであることには，変わりはない．

わが国では，ロールシャッハ法はバウムテストと並んで心理臨床でしばしば利用される検査法であるが，小児科医あるいは児童福祉関係者に向けた情報は意外と少ない．そのためなのか，子どもを対象とする児童相談所や自立支援センターなどの発達臨床領域あるいはスクールカウンセリングのような教育臨床現場では，ロールシャッハ法の利用はきわめて少ないと言われている．それに対して，欧米では1980年代以降，小児に対するロールシャッハ法の臨床利用は，臨床的研究報告数だけに限っても増えていると思われる．

現在，日本のロールシャッハ法は，それを導入，研究した人々に関連して複数の方法があるとされている．クロッパーの方法を日本化した片口式に始まり，阪大式，名大式，慶応大学式および包括システム

JCOPY 498-14547

（エクスナー式）が，それである．

　これらに共通しているのは，ロールシャッハが作成した図版のみであり，それぞれ実施法が異なり，スコアリングも異なる．

　また，成人と子どもでは，同じ図版に対する反応がかなり異なる．それは，知的発達・心理学的発達の段階が異なる，あるいは，育った文化的背景としてのアニメなど，さまざまなものの影響を受けることが大きな理由かもしれない．子どもの図版に対する反応，つまり，ロールシャッハ反応が，どのような変化をしながら成人の反応に移行していくかを検討する立場もあれば，年齢ごとの反応の仕方の標準とそこからより成人に近い反応をする"形態水準が高い子ども"がいると考え，その子どもの反応と平均的な子どもの反応の隔たりを考えるという立場もある．ただし，平均とかけはなれていても「個性」であることもある．

　日本の心理臨床では，小児では包括システムに準じたロールシャッハ法が用いられることが一般的である．しかし，あくまでも準じたものであり，完全は包括システムではなく，小児の特性を考慮した変法である．

　ロールシャッハ法は，児童期統合失調症，知的障害がないか軽度の自閉症スペクトラム障害がある児やコミュニケーション障害傾向のある児，あるいは，被虐待児や心身症，強迫性障害，不登校などの小児の理解と支援のためのアセスメント法として利用されている．また，コンピューター判定プログラムも開発，販売されている．

> **基本データ**
> 作成者：ロールシャッハほか（各種の変法がある）
> 発行所：日本文化科学社・金子書房・金剛出版
> 適応年齢：幼児（3〜5歳）以上の全年齢

## (5) P-F スタディ（PF スタディ）

　P-F スタディは，米国の S. ローゼンツァイクによって開発された

心理投影検査の1つである．内容としては，日常生活におけるフラストレーションが起こりやすい場面の絵とその場面での会話文を刺激として被験者に提示し，被験者の反応を観察し，記録する検査である．検査は24場面で構成され，基本的には2人の人物が登場する．「左側の人物がフラストレーションを惹起する側で，右側の人物がフラストレーションを抱え込む」という原則にそって場面が作成されている．

人物画には目，鼻，口などは描かれておらず，左側の人物を阻害者または欲求阻止者と呼び，右側の人物を被害者ないし被阻害者または被欲求阻止者と呼ぶ．検査を受ける被験者は，各場面の被害者の台詞を自分で自由に考えて，解答欄に記入する標準実施法を用いることが多い．書き込まれた台詞を言語反応として11種類の因子（要素）に分類する記号化と呼ばれる作業を経て分析・解釈される．

日本版は児童用が1955年に，成人用が1956年に林　勝造と住田勝美によって作成され，1987年に青年用が開発された．青年用は中学生から大学生までを対象としている．成人用は15歳以上を対象にしている．児童用は小学生と中学生を対象にした検査である．

> **基本データ**
> 作成者：ローゼンツァイク
> 　　　　（日本語版：林　勝造，住田勝美ほか）
> 発行所：三京房
> 適応年齢：小学生〜成人（児童用・青年用・成人用）

## (6) 精研式文章完成テスト（SCT）

1961年に慶応義塾大学の佐野勝男らによって公開された文章完成法テスト（Sentence Completion Test: SCT）は集団検査として開発された心理テストであるが，医療現場では他の検査同様に個別で実施されることが多い．被験者に空欄のある文章を完成させる課題を実行させ，どのような文章を完成させるかによって，被験者のパーソナリ

JCOPY 498-14547

ティーを理解しようとするのが，この検査の目的である．描画検査や
ロールシャッハ検査が投影法であり，連想検査の1つとして発展し
てきたSCTも投影法の1つとして発展した．

　この検査における評価項目としては，以下が設定されている．

| **1. パーソナリティー** |
| --- |
| 知的側面<br>情意的側面<br>指向的側面<br>力動的側面 |
| **2. 決定要因** |
| 身体的要因<br>家庭的要因<br>社会的要因（学校） |

　一人称の短い刺激文を用いた精研式SCT文章完成テストの小学
生用と中学生用は，被験者の上記のようなパーソナリティーとその
決定要因全体を理解することを狙ったものであり，評価方法として
inspection法が採用されているため，客観的な評価には習熟が必要
である．

> **基本データ**
> 作成者：佐野勝男ほか
> 発行所：金子書房
> 適応年齢：小学生・中学生・高校生・成人

## (7) その他の検査

　人格テストとして，小児に対して実施する保険適用があるものとし
て，上記の諸検査以外にもいくつかが利用可能である．例えば，内田
クレペリン精神検査，Y–G矢田部ギルフォード性格検査，ゾンディー
テスト，CAT幼児児童用絵画統覚検査，TAT絵画統覚検査などがあ

JCOPY 498-14547

るが，かなり旧式であり，あるいは，マニュアルが複数あって煩雑である．使用されている図版が今の日本人の生活になじまない．つまり，昔風の卓袱台や提灯の絵があるなど古くて時代にそぐわないうえに，大学院レベルの知識と技能を要するなど，実施についていろいろな意味で敷居が高い．そのため本書では扱っていない．

## 3 認知機能検査とそのほかの心理検査

### (1) 音読検査

　学習障害の主要な1つである発達性読み書き障害を評価するために開発された検査法が音読検査である．平成24年4月から，保険点数80点を算定できるようになった．音読検査は，音読時間を継続して，時間と誤読数を考慮して音読能力を評価する検査である．

　検査開発者である稲垣真澄らによる「特異的発達障害　診断・治療のための実践ガイドライン」が出版されており，音読検査の方法が詳しく説明されている．

　音読検査は，5行10列に並べた50音のひらがな単音を読む「単音連続読み検査」，3〜4音節の有意語30個または無意味語30個からなる表を読む「単語速読検査」と3つの文章を読む「単文音読検査」から構成され，さらに，読字困難の症状15個，書字困難の症状15個の有無を質問する「読み書きの症状チェック表」からなる検査である．

　それぞれの検査の音読時間が平均から標準偏差の2倍以上遅い場合，その検査の結果を異常と判定する．異常と判定された検査が2つ以上で，症状チェック表で7項目以上の症状が確認されれば，書字障害があると判定される．この検査の感度は約80％であり，特異度も約80％であると報告されている．

　ただし，このガイドラインに掲載されている算数障害検査については，現時点では健康保険適用はない．

JCOPY 498-14547

## (2) 標準読み書きスクリーニング検査 (STRAW-R)

特異的学習障害 (発達性読み書き障害) 児を検出するためのスクリーニング検査として宇野 彰らによって開発・標準化された小学生を対象とした検査法で, 臨床心理学や教育心理学の現場において 2006 年から普及が本格化したものが, "小学生の読み書きスクリーニング検査 (STRAW)" である. 小児科の臨床においては, 今後の普及が期待されており, その改訂版が標準読み書きスクリーニング検査である. この検査は, 小学校 1 年生〜高校 3 年生までを対象に実施できる.

1997 月 8 月 31 日に改訂版が発行された. 小学 1 年生から高校 3 年生までの音読速度を調べることのできる速読課題や, 漢字の音読年齢が算出できる漢字音読課題, 中学生用の漢字単語課題などが加えられたが, 検査方法としては従来方法と本質的な違いはないと考えられる.

## (3) 日本版 KABC-II

KABC-II は知能検査および発達検査の 1 つとして扱われることも多いが, わが国の保険診療上では認知機能検査の項に分類されているカウフマン夫妻によって開発された検査の 1 つである. 1983 年に米国で検査された K-ABC (Kaufman Assessment Battery for

Children）は個別式知能検査であり，1993 年に日本版 K-ABC が刊行された．KABC-II はその K-ABC が 2004 年に改定されたものであり，2013 年に日本版 KABC-II が刊行された．日本版 KABC-II では「認知−習得度」というカウフマン夫妻の考え方を継承しつつ，独自の改良が加えられており，米国版とは実質的に異なる検査としての性質をもつ．

　日本版 KABC-II の対象年齢は 2 歳 6 カ月〜 18 歳 11 カ月で，認知処理能力と習得度を分けて測定し，「継次処理，同時処理，計画処理，学習処理」という視点から認知過程における処理能力をそれぞれに対応する尺度を用いて計測し，習得度については「語彙，読み，書き，算数」についてそれぞれに対応する尺度を用いて計測を行う検査である．

　日本では，この検査法は算数や読み書きに困難さを示す発達障害などがある子どもの問題点を把握するために適切な検査の 1 つとして認知されている．

　米国には個別学力検査として KTEA-II という個別学力検査があり，米国版 KABC-II は認知処理能力を「継次処理」と「同時処理」という視点から計測し，習熟度をみるには「知識」を計測するにとどまっている．

　日本版 KABC-II で用いられる各尺度の対象は，以下のように説明される．なお，尺度を能力あるいは習得度と読み替えると理解しやすいと思われる．

① 学習尺度: 新たな情報を効率的に学習し，保持する能力
② 継次尺度: 提示された情報を 1 つずつ，順番に時間軸に沿って処理する能力
③ 同時尺度: 提示された複数の情報を全体的・空間的に処理する能力
④ 計画尺度: 提示された問題の解決のための方策決定や課題遂行のフィードバック能力
⑤ 語彙尺度: 現在獲得している語彙の量や意味理解などについての習得度

JCOPY 498-14547

⑥ 算数尺度：学習指導要領に基づく計算スキルや文章問題の解決に関する習得度
⑦ 書き尺度：学習指導要領に基づく書字や作文に関する習得度
⑧ 読み尺度：学習指導要領に基づく文字の読みや文章理解に関する習得度

　なお，KABC-IIはWISC-IVなどの知能検査と組み合わせることで，知的能力をより詳しくアセスメントすることができる．WISC-IVをすでに実施して時間が経っていない学習障害が考えられる子どもの場合には，KABC-IIでは「読み尺度」と「書き尺度」だけを実施するなど工夫が行われている．

> ┈┈ 基本データ
> 作成者：カウフマン夫妻
> 　　　　　（日本語版：藤田和弘，石隈真二ほか）
> 発行所：丸善出版
> 適応年齢：2歳6カ月〜18歳11カ月

## (4) 日本語版 M-CHAT（エムチャット）

　M-CHAT（Modified Checklist for Autism in Toddlers：乳幼児自閉症チェックリスト修正版）は，1992年に米国のM. Baronらによって開発されたCHATを米国において2001年にD. Robinsらが修正を加え，現在では日本，中国，フランスなど世界各国で利用されている自閉症スクリーニング検査であり，検者が乳幼児の保護者（通常は母が多い）に対して対面および電話での質問を行って判定する．

　M-CHATはD. Robins，D. FeinおよびM. Baronに著作権があり，日本語版は国立神経・神経センターの神尾洋子氏らが著作権者から正式に使用許可を得たものが日本における本検査の標準様式として使用されている．

　しかし，ネット上ではM-CHATをセルフ検査であるとして乳幼児

のみならず成人にまで対応しているかのように扱う営利目的のサイトも時にあるらしく，乳幼児期を遥かに過ぎている患者やその家族から"ネット上でセルフ検査としてこの方法を試みて不安になった"という内容の電話等による問い合わせがあることも，皆無ではないようだ.

なお，この検査法は，保険診療上は現時点では保険請求は認められていない．しかし，世界的に有用性が認められている簡便なスクリーニング方法であり，その有用性と限界を正しく理解して用いれば，日常診療に有用性が高い検査法であり，本書でも第3章で詳述することにした.

> ···· 基本データ ···········································
> 作成者：バロン，コーエンほか（日本語版：神尾洋子ほか）
> 発行所：国立精神・神経医療センター精神保健研究所
> 適応年齢：16〜30カ月

## (5) 日本語版 SDQ（子どもの強さと困難さアンケート）

SDQ とは，Strength and Difficulties Questionnaire の略称で，1997年に英国の R. Goodman によって開発された質問紙を用いた"子どもの行動スクリーニング検査法"の1つである．世界各国の言語に翻訳され，原文を変更しないという条件下，ネット上で無償配布されており，医師にも利用しやすい．

「行為」，「多動」，「情緒」，「仲間関係」，「向社会性」の5つの側面から，対象児が生活上にどんな困難を抱えているか，また，どんな強さを身につけているかを検討できる．

日本では，久留米大学研究チームによる日本語版が厚生労働省のホームページに公開されているが，現時点では健康保険診療の対象にはなっていないため，実施しても保険請求はできないが，信頼性と妥当性も確認されており，診療には有用である．そのため，この検査も本書の第3章で詳述している．

なお，実施対象者は神経発達障害とその疑いのある4〜17歳の子

JCOPY 498-14547

どもの保護者である.

········ 基本データ ·······································
作成者: ゴールドマン
　　　　（日本語版: SDQ 久留米大学研究チーム）
発行所: 厚生労働省（ホームページで公開）
適応年齢: 4 〜 17 歳の子どもの保護者

## (6) 小児自閉症評定尺度 (CARS)

　1980 年にショップラーらによって開発され, 1982 年に日本語版の妥当性が検証された小児自閉症評定尺度（Childhood Autism Rating Scale: CARS）は, 自閉症スペクトラム障害の可能性がある被験者を直接行動観察するか, 母親などの養育者から対象者の成育歴や日常行動の様子を聞き取るか, いずれか一方を行って評価する検査で, 評価項目は 15 項目からなる. 日本語版は, 2008 年に新装版が出版されており, この検査で用いられる評定シートが付属しており, それをコピーして臨床に供することが可能である. 検査を行うに際して特別な資格を要さないが, 心理学の基礎を学び, この検査を含むさまざまな心理検査に関する研修を受けることが望ましいとされている.

### CRAS の検査項目

① 人との関係
② 模倣
③ 情緒反応
④ 身体の使い方
⑤ 物の扱い方
⑥ 変化への適応
⑦ 視覚による反応
⑧ 聴覚による反応
⑨ 味覚・嗅覚・触覚反応とその使い方
⑩ 恐れや不安
⑪ 言語性コミュニケーション

⑫ 非言語性コミュニケーション
⑬ 活動水準
⑭ 知的機能とバランス
⑮ 全体的な印象

　実施時間は約30分で，各項目について，マニュアルに従って観察したことや聞き取ったことを丁寧に記録する．そして，マニュアルに示される基準に従って，各項目について評定を行う．検者のスキルによって評定にかかる時間が異なり，30〜90分以上を要する場合もある．できるだけ先入観を排して客観的な評定を心がける．

　この検査は，「社会性の質的障害」，「コミュニケーションの質的障害」，「こだわりや興味の限局」の基本症状のほかに，感覚面の問題や認知の偏りなどの問題を把握できるという点で有用な検査である．

　被験者を直接行動観察するか，母親などの養育者から聞き取るか，の両方を混合して評価を行ってよい改良版のCRRS2が米国で2010年に公開されているが，現時点ではその日本語版は信頼性・妥当性の検証が行われているところであり，現時点では利用できない．

> ┈ 基本データ ┈
> 作成者：E. ショプラーほか（日本語版：佐々木正美）
> 発行所：岩崎学術出版社
> 適応年齢：3歳以上の小児

## (7) 日本語版 KINDL®

　子どものQOL尺度の1つとして1998年にドイツでBullingerらによって開発され，世界25カ国以上で翻訳・利用されている質問紙法による検査法で，6領域で各4項目，計24項目の質問に対象児またはその親が回答するものである．

　日本では，原作者の許可を得た古荘純一をはじめとする研究者が日本語化を行い，入院または通院しているかなど疾患に関する項目を加えた日本語版を作成し，2001年からその有効性や信頼性の検討を

JCOPY 498-14547

行っており，さまざまな論文が発表されており，日本でも喘息やてんかんなどの慢性疾患をもった子どもたちの QOL の評価に有用性も信頼性もあることが報告されている．

とはいえ，KINDL® は病気の治療成果の評価に主眼をおいた「疾患特異的 QOL 尺度」ではなく，一般的な子どもを対象に子どもの生活を全体的に理解して生活活動のいくつかの分野について包括的に評価することを目的とした「包括的 QOL 尺度」の 1 つである．

対象児は 3 〜 17 歳で，質問紙は子ども自身が回答する 3 種類と対象児の親が回答する 2 種類がある．小学生と中学生については，質問項目がほぼ同じで，子どもを年齢に沿って縦断的に観ることができる．しかし，親の回答結果と子ども自身の回答結果が一致しないこともあり，その解釈には慎重を要する．

なお，日本語版を含む KINDL® を利用する場合は，その利用者や利用目的によって利用料が発生する場合があり得るとのことで，その公式ホームページ（http: //kindl.org/）で確認が必要である．このサイトにはドイツ語版と英語版があり，マニュアルや日本語版の質問用紙が PDF 形式で公開されている．本検査法は，小児の診療のさまざまな側面に有用であるが，残念ながら現時点では健康保険適用はない．

····· 基本データ ·········································································
作成者：Bullinger ほか（日本語版：古荘純一ほか）
発行所：診断と治療社
適応年齢：3 〜 17 歳

## (8) DN-CAS 認知評価システム

この認知機能の評価システムは，Das–Naglieri Cognitive Assessment System として米国の J. P. Das と Jack A. Naglieri によって，1997 年に公開された検査法である．被験者の年齢は 5 歳 0 カ月〜 17 歳 11 カ月で，実施所要時間は約 40 〜 60 分である．

旧ソ連の心理学者ルリアの神経心理学モデルから導き出された J. P. Das の PASS モデルを理論的基礎とする検査法であり，12 の下位検査による標準実施，あるいは 8 つの下位検査による簡易実施に基づき，4 つの認知機能領域（PASS）を測定する．「同時処理」と「継次処理」を評価できることに加え，「注意」と「プランニング」も評価でき，認知機能を制御する行動の検討が可能になると期待される点に特徴があるとされる．

ADHD や高機能な自閉症スペクトラム障害などのアセスメントや指導のための情報を得るツールとして有用であると考えられている検査法の 1 つであり，わが国でも講習会が開催され，日本語版が刊行されている．

4 つの認知領域の名称の頭文字を並べたものが PASS で，これらから認知機能が構成されるというモデル化したものを PASS モデルと呼んでいる．

Planning（プランニング）：提示された情報に対して，効果的な解決方法を決定したり，選択したり，使用したりする認知プロセス
Attention（注意）：提示された情報に対して，不要なものには注意を向けず，必要なものに注意を向ける認知プロセス
Simultaneous（同時処理）：提示された複数の情報をまとまりとして統合する認知活動
Successive（継次処理）：提示された複数の情報を系列順序として統合する認知活動

プランニングの下位検査は①数の（ペア）探し，②文字の変換，③系列つなぎの 3 種類があり，同時処理の下位検査は，④図形の推理，⑤関係の理解，⑥図形の記憶がある．また，注意の下位検査には⑦表出の制御，⑧数字探し，⑨形と名前の 3 種類があり，継次処理の下位検査には⑩単語の制御，⑪文の記憶，⑫発語の速さ/統語の理解の 3 種類がある．これら計 12 種類の下位検査をこの順番に実施する標準実施法とそれぞれの前 2 種類を行う簡易実施法がある．

JCOPY 498-14547

また，この検査の結果を利用して，学習障害をもつ児への学習主導が行われている．

> ···· 基本データ ···································
> 作成者：J.A. ナグリエリほか（日本語版：前川久男ほか）
> 発行所：日本文化科学社
> 適応年齢：5歳0カ月～7歳11カ月

## (9) ベントン視覚記銘検査

BVRT（Benton Visual Retention Test），つまり，ベントン視覚記銘検査は米国のA. L. ベントンによって開発され，東北大学の高橋剛夫によって日本語版が標準化された検査法である．当初の適応年齢は8歳～成人であったが，現在では6歳以上に適応されることが少なくない．検査時間が5分程度と短時間であるという特徴もあるが，反復施行しても高い安定性，再現性をもつ信頼性の高い検査であるとされる．

頭部外傷，脳血管障害，脳腫瘍などがある．あるいは，その疑いがある患者を対象とし，視覚認知，視覚記銘，視覚構成能力の評価を行い，頭頂部，後頭部，左・右半球のどこに損傷部位があるのかを推定できる．さらに，脳損傷児と心因性情緒障害児の識別が可能である．

> ···· 基本データ ···································
> 作成者：A.L. ベントン（日本語版：高橋剛夫）
> 発行所：三京房
> 適応年齢：6歳～成人

## (10) TK式幼児用診断的親子関係テスト

教育現場において親子の人間関係，心理的関係を客観的に把握するための方法として，親子の心理関係の理論に基づいて1968年に「幼児版　両親態度診断検査」が刊行された．その後，社会環境や家庭環境の変化に伴う親の家庭教育への態度・考え方に変化が生じたとの理

JCOPY 498-14547

由で，新たに改定され，1992年に刊行されたものが，TK式幼児用診断的親子関係テストである．すでに古めかしくなっている感はあるが，2～6歳児までの父親1,522名と母親1,383名のデータを用いて標準化されており，この検査に代わり得るものは現時点では見当たらない．

　小学生用，中学生用があるTK式新診断的親子関係テストは，健康保険上は保険点数が収載されているが，この検査は「新」親子関係テストではなく，厳密には保険請求できないものの，心理検査テスト用紙販売会社の資料には保険点数が記載されている場合とない場合があり，留意が必要である．

　なお，TKとは，"田中教育研究所"を示す略号である．

---

…… 基本データ ……………………………………………
作成者：田中教育研究所
発行所：田研出版
適応年齢：2～6歳

---

## (11) TK式診断的新親子関係テスト

　田中教育研究所において開発されたTK式診断的親子関係テスト（旧版）を1972年に改良して作成された検査であり，保険収載されている心理検査の1つである．その名称の通り，親子の心理的な関係を評価するための検査であり，親用と子ども用の2種類の質問紙を用いることが特徴である．

　旧版との大きな違いは，年齢段階別の標準化が行われていること，分類項目や結果の表示法が改善されていることなどがあげられる．

　親用は小学生全学年，子ども用は小学校3年生から対応している．また，小学生用と共通の検査用紙を用いて，診断グラフやデータを用いた解釈を解説した中学生用もある．

　小学生用と中学生用は基本的には同じ実施法によって行う．学校などにおける集団実施法がしばしば行われるが，医療現場では個別法を

JCOPY　498-14547

用いることが多い.

　心理学者サイモンズによる親子関係のタイプについての考え方を参考に，さらに細分化した親子関係の評価をできるように 10 個の領域を設定して質問を用意し，その回答から当てはまる特徴を抽出する検査法である.

> ┄┄┄ 基本データ ┄┄┄┄┄┄┄┄┄┄┄┄┄┄┄┄┄┄┄┄┄┄
> 作成者: 田中教育研究所
> 発行所: 田研出版
> 適応年齢: 小学校 1 〜 6 年生および中学生

## （12）AQ 日本語版・児童版
## （Autism-Spectrum Quotient Children's Version）

　英国の Baron-Cohen らにより開発された自閉症スクリーニング検査の 1 つで自記式質問紙法である.AQ 日本語版は保険収載されてはいるが，知的障害を合併しない 16 歳以上の成人に対するものは，標準化方法などの違いでカットオフ値が異なる 2 種類がある.これらは，自分の特性にあまり気づいていない被験者や未診断で自分の特性や症状に気づきのない患者に対しての有効性が確認されていないとされる.

　栗田らによる AQ 日本語版のほかに，成人用の日本語化を進めている千葉大学の若林明雄らにより，児童用も日本語化が進められている.こちらは保護者により回答を得る質問紙法で，対象児の知的障害は問わず，本人の自己認知の弱さは問題ない.自閉症に対する不安が強い知的障害のある保護者による回答では有効性に疑問が入る余地はあると思われる.「社会的スキル」，「注意の切換え」，「細部への注意」，「コミュニケーション」，「想像力」の 5 つの下位尺度にそれぞれ 10 問の設問されており，日本でのカットオフ値は 25 点である.

JCOPY 498-14547

······ 基本データ ······
作成者： バロン，コーエンほか
　　　　（日本語版：栗田　広，若林明雄）
発行所： 栗田版　臨床精神医学 33，209-14
　　　　若林版　千葉大学若林研究室（akiow@L.chiba-u.ac.jp）
適応年齢： 栗田版　成人，若林版　成人および児童（16 歳未満）

## （13）CAS 不安測定検査

　　この検査は，性格特性の中でも，不安と関係の深い 5 つの因子で不安傾向の程度を測定する．検査時間は 5 ～ 10 分程度と短く，採点も簡単で，患者の心理的負担を少なくできる．同じ被験者に繰り返し使用することができ，カウンセリングなどの援助に際しての経過観察にも有効である．集団でも個別でも検査ができる検査でもある．

　　対象年齢は，中学生以上であり，うつ傾向や不安傾向のある例でしばしば使用される．

　　CAS は 5 つの因子とその総合から，不安傾向を測定する．すべて 1 ～ 10 までの段階点とプロフィールで示され，ひとりひとりの特徴が診断できる．

　　5 つの因子とは，自我統御力の欠如，自我の弱さ，パラノイド傾向，罪悪感，衝動による緊迫という不安を構成する 5 つの性格特性のことである．

······ 基本データ ······
作成者： R. R. キャッテルほか（日本語版：対馬　忠ほか）
発行所： 東京心理
適応年齢： 中学生～大学生

## （14）ベンダー・ゲシュタルト検査
### 　　（ベンダー視覚・運動ゲシュタルト検査）

　　1938 年にロレッタ・ベンダーによって公開された臨床心理検査

で，BG 検査あるいはベンダー・テストなどとも呼ばれる．9 個の幾何図形を被験者に模写させ，それを一定の基準によって処理ないし評価，分析する検査である．その理論はゲシュタルト心理学に基づいており，小児の年齢が長じるに従ってどのようにゲシュタルト機能が成熟していくかを検討する目的で開発された検査である．視覚的な図形刺激を模写することで視覚・運動の複合へと変化させる点に特徴があるとされ，第二次世界大戦時には米国の兵士に対する精神疾患や心因反応，器質性脳疾患などの鑑別検査法として発展した．

　歴史的には，BG 検査が児童に対する検査法として注目されたのは，1955 年以降であるとされ，以下のような目的をもったツールとして活用されるようになった．

① 就学レディネスの診断
② 学業成績の予見
③ 読書力や学習力の問題の診断
④ 情緒の困難性の診断
⑤ 精神療法の必要性の検討
⑥ 大脳障害の診断
⑦ 精神遅滞児の評価
⑧ 児童精神医学上の診断
⑨ 少年非行の心理的評価
⑩ 心理投影法としての研究

⋯⋯ 基本データ ⟩
作成者: L. ベンダー（日本語版: 高橋省己）
発行所: 三京房
適応年齢: 5 〜 10 歳（児童用）および 11 歳〜成人（一般用）

## （15）PARS-TR（パース-ティーアール）

　PARS-TR とは，Parent-interview ASD Rating Scale-Text Revision（親面接式自閉症スペクトラム障害評定尺度　テキスト改訂版）の略

称であり，自閉症スペクトラム障害（自閉スペクトラム症）に関連する診断補助情報の把握，支援ニーズと支援の手がかりを見つけるためのアセスメントツールである．その開発の視点は，支援に向けた活用を念頭におくことであるとされている．

PARS-TR の全項目数は 57 項目であり，被験者の年齢によって，使用される項目が異なり，その数も異なる．就学前の幼児には 34 項目，児童期（小学生）には 33 項目，中学生以上の思春期の子どもおよび成人には 33 項目の項目セットが使用される．また，これらの各年齢区分ごとにそれぞれ 12 項目からなる短縮版 PARS-TR もある．各項目の内容は，ASD に見られる臨床症状とその関連症状である．

幼児期における症状が最も顕著な時の評定を"幼児期ピーク評定"と呼ぶ．検査実施時の症状評定を"現在評定"と呼び，幼児期ピーク評定と各年齢区分（年齢帯）項目による現在評定を親に対する面接による聞き取りの結果に基づいて行う．幼児期ピーク評定は，幼児期を過ぎている場合は，親による過去への振り返りによる評定となる．

幼児期ピーク評定により，ASD としての特性の有無と程度を把握し，現在評定により現在の生活環境への適応困難度，言い換えれば，支援ニーズを把握する．

評定によって得られる PARS 得点は，各項目の評定値（0，1，2 のいずれか）の総和であり，年齢ごとに ASD が強く疑われるか否かのカットオフ値が定められている．

この検査は，M-CHAT などと同じくスクリーニング検査であり，単独で評価を絶対視すべきものではないことは，もちろんである．

····· 基本データ ·······················································
作成者：一般社団法人発達障害支援のための評価研究会
発行所：スペクトラム出版
適応年齢：3 歳～成人

## （16）その他の検査

　適応行動能力・生活能力の評価には，日本版 Vineland-II 適応行動尺度，新版 S-M 社会生活能力検査，ASA 旭出式社会適応スキル検査があり，主に教育現場や児童福祉の現場で使用されている．情緒と行動のアセスメントとしては，前述した SDQ のほか，異常行動チェックリスト日本語版（ABC-J），日本版感覚プロフィール（SP-J），RBS-R 日本版などさまざまな検査があるが，やはり現時点では保険収載されてはいない．

　本書に記した自閉症スペクトラム障害に関する検査もごく一部に過ぎず，PEP-3（ペップスリー：心理教育プロフィール3），TTAP（ティータップ：TEACCH 移行アセスメント），DISCO-II 日本語版，ADI-R 日本語版，ADOS（エイドス）などの検査が教育現場などで利用されており，有用性も確認されている．

　ADHD や LD などのアセスメントには，CAARS 日本語版，LDI-R や Conners 3 などがあり，協調運動機能のアセスメントには DCDQ-R や Movement-ABC 2 などがある．

　実施や解釈の難易度が高いものも少なくないが，児童精神科医，小児科医，総合内科医，やプライマリケア医にも十分に活用できると思われるものが多く，医療現場での普及が期待されるが，日本の医療制度の現況では，保険収載が行われなければ，その実現は難しいと思われる．ただし，対費用効果がよく患者をより理解しその支援に役立つアセスメントツールは無償で実施する価値はあると考える．開発者とその関係者による普及に向けた努力が熱心に行われているものが多いが，一般向けではないことはもちろんではあるが，閉鎖的な傾向が過ぎるようにみえる例があることについては，いかがなものだろうか，と思う次第である．

JCOPY 498-14547

　発達障害のある児では，視覚機能あるいは視覚を通じて得られる認知が，一般の子どもたちとは異なる場合があると考えられている．

　視覚機能は外界情報の80％あるいはそれ以上を扱うとされ，視力や調節機能，眼球運動，両眼視機能など眼科的検査により評価される入力系，入力された情報を処理して形態や空間位置関係，動きや動く速さなどを認識する視覚情報処理系，視覚情報を読み書き，目と手の協応などの運動機能に伝達する出力系の3つから成り立つ．

　視覚による認知機能を視知覚認知機能と呼び，固有受容覚，前庭覚，触覚などさまざまな感覚による認知機能と感覚統合されながら発達し，1歳前後で大まかに完成し，8歳前後でほぼ成人と同じレベルまで発達すると考えられている．

　J. アトキンソンらは，子どもの機能的な視覚認知機能の発達についての研究を基に，すべての精神年齢において実施できる"子どもの機能的視力検査法"を考案した．この検査法は，言語による反応やリーチング（手を伸ばして対象物を取ろうとする反応など）や把握，指差しなどの運動能力を必要としない中核的視覚検査を特徴とする．この検査は，9つの必須検査と眼科の機材を要する3つのオプショナル検査からなる．また，精神年齢が6カ月以上で一定レベル以上の手のコントロールを必要とする付加検査を加えることもある．この付加検査は10種類の検査で構成されている．

　この検査は，小児の視機能のスクリーニング検査であり，どの項目でも子どもが達成できない場合には，眼科的・神経

学的異常，注意機能や認知機能のいずれか，または複数の異常の存在を疑って専門的な精査が必要であるとされる.

　以下にこのスクリーニング検査の内容を簡単に紹介する.

## アトキンソン小児機能的視力スクリーニング検査法

### 1）中核的視覚検査

- 瞳孔反応: 対光反射検査→異常は重大な神経学的異常を示唆する
- 拡散光への反応: 光源方向に目をむければ，少なくとも光を認識していると判定する
  - →反応がない場合，重大な眼科的あるいは神経学的異常を示唆する
- 水平方向への追視: 指先やペンライトを使用して実施できる
  - →年齢相当の眼球運動や視覚的注意を認めない場合は神経学的異常を示唆する
- 周辺視野への再注視・側方視野検査: 視野計が必要だが，ペンライトや指の動きでも観察は可能である．視野計を使用して視野の広がりを年齢標準を参照して判定する
  - →視野が狭い場合，眼科的または視覚神経学的異常を示唆する
- 角膜反射と眼位検査: 角膜に光を当てたときに左右不対称，または，恒常的な外斜視あるいは内斜視がある→屈折異常・弱視・眼球の異常のいずれか，あるいは神経系の異常を示唆する
- 輻輳: 注視視標までの距離に応じて眼位を調整するように両眼が動くかどうか
  - →輻輳が認められない場合，眼科病理学的，神経学的異常を示唆する
- ３ m 程度の距離にあるおもちゃの追視: 生後 6 カ月以上で追視しない場合
  - →注意障害，眼科的または神経学的異常を示唆する
- 瞬目反応: 物体が顔に近づく時にまばたきをする防衛的な反応
  - →瞬目反応が認められないことは，神経学的または眼科的異常を示唆する

JCOPY 498-14547

- ・床に落下する玩具を追視する: 物体の永続性の概念を身につけて
  いるかどうかの検査
    - →目と頭のいずれか一方または両方を任意に動かせる子ども
      を対象とする

## 2) 中核的視覚オプショナル検査

- ・視力検査
  眼科で使用される Teller Acuity Card を用いた視力検査
- ・視運動性眼振
  異常は，皮質下または皮質，あるいはその両方の機能不全を示
  唆する
- ・ビデオ屈折法
  眼科的異常を主にみるための検査

## 3) 付加検査

- ・立体視のラング検査（Lang test）: 2 歳以上が対象の立体視と両
  眼視機能の検査
- ・バッティング・リーチング: 生後 4 カ月以上が対象の視覚運動性
  の検査
    - →リーチングができない場合，視覚的・神経学的・視覚認知的
      異常を示唆する
- ・黒と白の木綿糸を拾い上げるかどうかをみる検査: 生後 12 カ月
  以上が対象
    - →親指と人差し指を対立する位置で糸を摘むかどうか，手と指
      の動きを評価する
- ・部分的に布で覆われたものを探し出すかどうかを観察する検査:
  生後 6 カ月以上対象
    - →物体の連続性を理解しているかどうかを試す．12 カ月でで
      きない場合は，視覚認知に関する異常の可能性を示唆する
- ・完全に視野から隠された物体を探し出すかどうか観察する検査:
  生後 6 カ月以上対象
    - →生後 15 カ月でできない場合は，視覚認知に関する異常の可
      能性を示唆する
- ・形のマッチング（型はめボードを使用する）: 2 〜 4 歳が対象
    - →空間認知の検査であり，知的な遅れや視覚認知の弱さを検出
      する

JCOPY 498-14547

- 埋め込まれた図形を見つけ出すかどうか：2〜4歳が対象
  - →空間認知の検査の1つで，型はめボードにはめられた図形を捜し出せない場合には知的な遅れや視覚認知の弱さが示唆される
- 封筒に手紙を入れられるかをみる検査：2歳以上が対象
  - →空間，認知，運動に関する視覚発達を組み合わせて検査する．13歳以上でできない場合には，知的発達の遅れ，空間認知の問題を示唆する
- 積木遊び：対象は生後12カ月以上
  - →18カ月を過ぎてできない場合，運動機能または視覚認知の問題を示唆する
- 積木の形の模倣：対象は生後18カ月以上
  - →提示された積木と同じ積み方を模倣できない場合，空間，認知，運動のいずれかに問題があることが示唆される

(Atkinson J. et al. A test battery of child development for examining functional vision（ABCDEFV). Strabismus. 2002; 10 (4): 245-69)

JCOPY 498-14547

Chapter

# 3

# 主要な検査の実際と
# 活用のための基礎知識

　本章では，2章で紹介した検査のうち，保険適用がある比較的よく用いられる検査と保険適用はないが，日常臨床において実施しやすく有用性が高い検査を選んで，より詳しい解説を加えた．

## 1　発達および知能検査

### (1) 遠城寺式乳幼児分析的発達検査法

● 実施方法

　医師や看護師にも実施可能な検査法であり，発達グラフ記入欄と検査問題が検査用紙に印刷されており，発達グラフ記入欄の年齢相当位置をプロットし，検査の対象児の歴年齢相当の問題から開始する．各検査問題は検査用紙の上にいくほど年齢が進む．事前に他の検査で発達の遅れが指摘されている場合には，その検査での発達年齢に相当する問題から開始する．開始した問題が合格（通過）できれば，検査用紙の上に記載された年齢が上の問題に進み，不合格（不通過）が3つ連続した時点で検査を中止し，それ以下の年齢の問題は合格しているとみなす．この手順で3領域，6項目を検査用紙の左側から順に行う．合格・不合格を○×で問題のところに記載する．所要時間は10〜15分程度である．

● 判定方法

　発達グラフの欄に，3連続合格の場合には，合格の1番上の線上にプロットする．合格の1つ上の問題が不合格で，その上が合格，その後に3連続不合格の場合には，連続合格の上に合格を1つ加えた

JCOPY 498-14547

位置にプロットする．また，1つ不合格となった次に2つ合格し，その後に3連続不合格の場合は，連続合格の上に2つの合格を加えた位置にプロットを打つ．合格と不合格が入れ替わる場合には，スタートから上に合格の問題数に相当する部分まで進んだ位置にプロットをする．グラフの1番左は暦年齢である．

● 注意点

　質問紙法としての実施のみで終わる施設もあるが，本来は実際に子どもにボールやガラガラ，おもちゃの自動車，鉛筆と紙，コップなどの道具を使わせて，その様子を観察し確認を行う検査項目もある．同一の検査用紙を用いて4回の検査実施が可能であるが，検査の実施間隔は乳児で4カ月，1歳以降は6〜8カ月おきが適当とされる．

● 臨床応用

　主に発達のスクリーニングや経過観察，心身障害児の療育効果の判定や経過観察に用いられる．この検査法は，乳幼児の社会性（基本的生活習慣，対人関係）の発達を観察できるという利点をもつ検査でもある．

● 発達援助や治療過程でのツールとして

　津守式乳幼児発達診断法や遠城寺式乳幼児分析的発達検査法は，養育者（保護者）や検者の目を通した乳幼児の行動観察から被験児の発達のプロファイリングを行うことで発達の遅れている部分や遅れの程度を把握できる．そして，時間経過を追って検査を繰り返すことで，行動発達が進んでいるかどうかを評価できる．つまり，治療過程にきて発達のキャッチアップを追跡できる．同時に，その時々の被験児の発達を促進する援助を行う必要がある側面がどのようなものであるかを理解する簡便なツールでもあると言える．

## (2) DAM グッドイナフ人物画知能検査

　グッドイナフの原法は，1944年に桐原によって日本語化され，標準化された．しかし，時代とともに社会情勢の変化も著しく，環境因

子に影響される発達段階の進行速度に変化がみられるなど，小林らの1965年の研究により問題点があることが判明した．そこで改定が考案され，各種の検討の結果，1976年に50項目の評価による採点を行う小林・小野の方法が確立した．この検査法の結果は，田中ビネー式検査における「欠所発見」の成績とよい相関関係があることが知られている．実施にはある程度の熟練が必要であり，公認心理師による実施が望ましい．

● 実施方法

　Bまたは2Bなど描きやすい鉛筆と消しゴムを渡すが，消しゴム付きの鉛筆がよいとされている．用紙はA4サイズの紙でよく，2つ折りにした用紙を縦に長い方向で子どもに手渡す．診察室での個人検査では，以下のように被験者の子どもに教示する：「人をひとり描いてください．頭から足の先から全部ですよ．しっかりやってね」と言う．もし，子どもが絵の人物の性別を尋ねたら，「男の子，女の子のどちらでもよい」と答える．絵が描き終わったら，子どもに絵の人物の性別を質問し，男の子であればそれで検査を終了し，女の子であれば「今度は男の子を描いてね」と言って2つ折りにした用紙の描かれていない側を出す．男の子の絵が描かれたら，検者が見て理解できない部分は本人の"これは何ですか？"と尋ねて，体のどの部分なのかを確認する．

　小児科外来ではまず行われないと思われるが，調査などの目的で集団実施する場合は，最大10人程度とし，他の児の絵を見ないようにし，1枚目の絵を全員が描き終わったのを確認したうえで，「あなたが男の子を描いたときは，次は女の子を，女の子を描いたときは，次は男の子を描いてください」と教示する．

　個人実施でも，集団実施でも実際に採点を行うのは，男の子の絵のみである．ただし，2枚の絵の性差が認められない場合には，より明細化が進んだほうを選択する．

　記録用紙には，氏名，診断名，性格的特徴，テスト時の態度などを

記録する欄があるが，診断名は必ずしも記入しなくてよい．通常の対象者は3〜9歳であり，それ以上の生活年齢（CA）では精神年齢（MA）が9歳以下である場合とする．

● 採点方法

採点用紙に書かれている50項目の各基準に合格している場合に，＋の記号を記入し，各1点を与える．したがって，最高点は50点である．不合格の項目には，−の記号を記入する．なお，用紙の項目の（ ）内に書かれている数字とアルファベットはグッドイナフによるものである．合計点数から，記録用紙の換算表で精神年齢（MA）を求める．IQは，MAと生活年齢（CA）をそれぞれ月齢に直してから，記録用紙の計算式に従って求める．ただし，採点用紙には3歳1カ月〜12歳6カ月までのMA換算表が記載されている．生活年齢が16歳以上はすべて16歳とする．

● 臨床応用

ダウン症やさまざまな基礎疾患により，言語性機能を中心とする知能検査を実施することができない子どもの知能検査として用いることができる．小学校高学年や中学生であっても，交通事故による脳障害など言語性機能による知能検査が実施できない症例に対しても，リハビリなどの療育効果の経過観察の一環として実施する意味はあると考えられている．自閉症スペクトラム障害のある児に特徴的な人物描出の特徴は検出されていないが，描くことを好む児では経時間的な描画の観察により動作性知能の発達過程が追跡できる症例があることは知られている．また，16歳までは，さまざまな疾患あるいは心理的問題で通常の言語性機能を用いた知能検査の実施が難しい症例に対して用いられる．知的障害がある者では，16歳以上あるいは成人をも対象に実施されることがある．脳性麻痺患児でも描画可能な症例では，グッドイナフ人物画知能検査法の結果はWISC–Rの動作性IQやベンダー・ゲシュタルト・テストのIQとよく相関することが知られている．

JCOPY 498-14547

グッドイナフ人物画知能検査法は，人物像の描出に必要なさまざまな能力の総体を客観的な指標により計測する検査であり，さまざまな能力とは観察，イマジネーション，視覚と運動の協応など含めた総合的な準備状態を必要とする検査であると考えられている．このような性質を応用することで，この検査法を障害の診断や治療教育に応用をする試みが行われ，一定の成果が得られている．

　人物画を描けなければ検査を実施することはできないが，描画できない理由としては，①検査を受ける気持ちにならない，②描画のためのスキルが身についていない，③検者の指示に応じた動作が実行できない，④人に関するボディ・イメージが獲得できていない，などの理由が考えられる．①は自閉症スペクトラム障害，②は脳性麻痺や精神発達遅滞に多くみられる傾向がある．③は，検者の指示が理解できないタイプ，指示は理解できるが身体活動ができないタイプ，自分が描きたいものに固執して検者の指示を聞き入れないタイプに分けられる．指示が理解できないタイプは精神発達遅滞に多く，脳性麻痺児など運動障害児では身体活動ができない児がいることは理解に難くない．自分の描きたいものに固執するタイプでは，描画を強制的に中止させると問題行動が出現したり，パニック様の反応がみられることが多く，自閉症スペクトラム障害や重度精神発達遅滞の児にみられることが多い．④は，顔の中の眼や鼻の位置が把握できない，鏡をみて検者と同じ顔の位置を指差しできないなどの特徴があり，神経発達障害児全般にみられる．

　検査は可能であるが描画の発達水準に遅れがみられる場合は，精神発達遅滞全般にみられる．特定の描画に固執するために発達水準に遅れがあると判定される場合には，自閉症スペクトラム障害などの神経発達障害児が多い．また，描画による検査は可能であるが身体部品の配置に混乱をきたす場合は器質的脳障害児や自閉症スペクトラム障害などさまざまな障害があり得る．9歳を過ぎると簡略化した描画が出現する可能性があるが，それ以前に明細度が極端に低い場合は自閉症

JCOPY 498-14547

スペクトラム障害による発達のアンバランスや固執による可能性も疑われる.

　また，男の子と女の子の区別に関する知識の不足による性差の乏しい描画を行う場合もあり，小児の発達の特性をよく知ったうえで，検討する必要がある.

　これらの特徴を理解したうえで，描画という作業を取り入れた治療的教育プログラムを個々の患児ごとにオーダーメイドで組み立てる方法が推奨されている. とはいえ，学習には対象となる児の発達に合わせた一定のプロセスが必要である.

　学習態度の形成，指示理解学習，ボディ・イメージの形成ができて初めて描画スキルが形成され，その修正を指導できるようになる. ここまでのプロセスがプログラムの第1段階と考えられる. 学習態度の形成には，椅子への着席や机上での活動，注意の集中および指導者への注目が含まれる. 指示理解学習は，身振り・手振りや身体的介助による指示の実行を可能にすること，言語指示や指導者の実演による動作の実行を可能にすることが含まれる. ボディ・イメージの形成には，動作の模倣や身体部品の構成，顔や全身の部品の指差しと命名の実現が含まれる.

　第2段階は，人物像を描くことを目的に描出された像をより豊かなものにしていくことを目標にする段階であり，身体部品についての知識の拡大，その配置と修正および明細度の拡大，色の使用が含まれる.

　第3段階は，人に関する情報の拡大，人物画以外の描出によるレパートリーの拡大，言語的コミュニケーションの拡大を促進することで日常生活において指導したことに基づく機能が発揮されることを目標に自発性の促進も含めた指導プログラムが含まれる.

　このようなプログラムの考え方は，他の検査法を利用した教育的プログラムにおいても応用されているものであり，有用性が高い考え方であると思われる.

● 実施上での注意事項

　グッドイナフ人物画知能検査は動作性検査であり，言語障害児や聴覚障害児にも実施できるが，知能のすべての側面から検査しているわけではないことを忘れてはならない．また，精神年齢 MA が 9 歳以下の児を本来の対象としている検査であり，10 歳以上は正確な評価はできない．

　実施に当たっては，被験者の子どもが全力で絵を描けるように元気づけることも必要である．描画中に絵を描くためヒントになる言葉やジェスチャーを検者は慎む必要がある．検査場面以外で描かれた人物画も評価できるとされるが，描かれた状況を考慮する必要があり，必ずしも有用ではない可能性がある．

## (3) 新版 K 式発達検査

　心理職による実施が望ましいとされるが，医師が実施する場合も講習会に参加するなど研修を受けてから行うべきである．

　新生児から実施できる検査ではあるが，3 カ月未満では新生児反射と適応行動の区別が難しい項目があることから，発達年齢の算出は行わずに結果は参考程度にとどめることになっている．したがって，実質的な対象年齢は，生後 3 カ月〜 18 歳以上とされる．

　年齢によって検査用紙が異なり，早期乳児用の第 1 葉〜 10 歳以上用の第 6 葉までの 6 種類がある．各用紙とも，発達の各マイルストーンを定型発達者の 50 ％が通過する時期を対象者の年齢に合わせた年齢区分に「姿勢・運動」，「認知・適応」，「言語・社会」の 3 つの領域別に類似した検査項目が時系列で横並びに配置されている．具体的には，生後 12 カ月までは 1 カ月ごと，1 歳〜 2 歳 6 カ月までは 3 カ月ごと，2 歳 6 カ月〜 7 歳までは 6 カ月ごと，7 〜 12 歳までは 1 歳ごと，12 〜 14 歳までは 2 歳ごとの配置になっている．

JCOPY 498-14547

| 用紙と年齢領域: | 検査項目の配点 |
|---|---|
| 第1葉: 生後0カ月～生後6カ月 | 1点 |
| 第2葉: 生後6カ月過ぎ～1歳未満 | 1点 |
| 第3葉: 1歳過ぎ～3歳未満 | 5点 |
| 第4葉: 3歳過ぎ～6歳6カ月未満 | 前半5点, 後半10点 |
| 第5葉: 6歳6カ月過ぎ～14歳未満 | 10点 |
| 第6葉: 10歳過ぎ～成人 | 10点 |

※第5葉と第6葉は, 検査項目に重複部分がある.

　第1葉の所要時間は15分程度, 第5, 第6葉の所要時間は1時間程度である. 1回の検査で障害の有無を決めず, 経過観察を行うことが望ましい. 経過観察のための検査間隔は, 1歳未満は1カ月以上, 1歳～3歳未満は3カ月以上, 3歳以上～6歳未満は6カ月以上, 学童期以降は1～2年以上あけることが望ましいとされている.

● 実施方法

　対象者の年齢に応じた検査用紙を用いて, マニュアルに定められた検査用具の指示方法や教示の仕方に従って, 被験者である児の発達の様相や指標となる行動や反応を効率よく的確に引き出すことが重要である.

　乳児や幼児の場合は, 提示されるおもちゃへの反応や検者の教示に対する反応に注目し, その反応がどの年齢に相当するかを精査する. 第1葉や第2葉は, 検者が子どもの姿勢を無理なく変えることができるように検査の実施順序が定められている.

　学童以降では, 検査を受けることに対する動機付けが反応に影響することが多く, 学習や経験による反応の個人差も大きいことを念頭に観察を行う必要がある. そのため, 第3葉以降は, 被験者である児の興味や注意が持続できるように気を配り, 検査の流れを考えて実施

することが必要である.

　どの用紙を用いる場合でも，通過項目に（＋），不通過項目に（－）
を記録し，その境界部分の線を描くことで，被験者である児の発達プ
ロフィールが得られる．これにより個人の発達の相対的な遅速や偏り
などを視覚的に把握することができる.

● 実施する際の留意点

　被験者である児が各項目を通過するか，しないか，のみに注目する
のではなく，児が検査項目をどのように受け止め，どのような課題意
図を見出し，どう問題解決するのかを観察することが大切である．そ
れにより，児の課題に対する興味や関心，課題の理解や言語の表出，
自己統制，対人反応などを幅広い視点で観察することができる．この
観察により児のもつ問題点の把握がより詳細に可能となる．これらの
観察内容や観察から気づいたことを検査用紙の余白部分に書き留め
ておくことで，より有用な検査所見の作成が可能となることを知って
おくべきである．なお，この検査は知能検査ではなく，発達検査であ
る.

　この検査法の実施のための講習会が，京都国際社会福祉センターで
定期的に開催されている．検査マニュアルや検査用紙も同センターか
ら購入可能である.

● アセスメントと活用の視点

　個々の子どもについて，その児がそれまで発達してきた，これから
どう発達していくのだろう，という視点に立って子どもの情報を収集
し，理解する手段の1つとするのが発達検査であり，それまでの発
達に関わる子どもの歴史を知ることもアセスメントに重要な検査であ
る．年少児を対象とする発達検査では，知能検査よりも結果のフィー
ドバックする対象が，医療者・教育者などよりも，養育者・保護者に
重点をおいた養育支援のツールとして利用されることが多い.

　新版 K 式発達検査では，被験者である子どもたちの能力を使った
毎日の営みとそれを支えてきた家庭やその他の環境との相互作用とい

う背景が歴史的に積み重なった結果としての発達像と生活像があると
いう視点をアセスメントの際にもっていなければならない.

「発達相談」に対応するツールとして考える場合, その相談の目的
が何であり, 発達像や生活像, 疾患, および, それらの背景との関連
性とニーズを把握しなくてはならない. つまり, 包括的アセスメント
が必要となる.

新版K式発達検査では姿勢・運動領域の検査項目は脳性麻痺など
器質的障害による運動障害について考慮されているとは言いがたく,
そのような障害をもつ児に対して姿勢・運動領域の評価を正確に行う
ことは不可能であり, むしろ実施しないほうがよいのではないか, と
いう考え方もある.

検査のデータから発達像を描くだけではなく, 検査中の被験者であ
る子どもの観察記録を通した子どもの特性の把握も大切であること
は, 既述の通りであるが, 包括的アセスメントを行ううえでも必要な
情報であることは間違いない.

これらを理解し, 実行できたうえで初めて相談者への援助の基礎が
できたことになる. すなわち, 相談者を見て, 話を聞いて, 情報を収
集し, 同時に相談者の心をつかみ, 信頼を得て協調的な関係を作るこ
とが大切であり, 包括的アセスメントに必要な情報を得てから新版K
式発達検査を行い, それらの結果を総合して発達像を見立てる判定を
行い, それに基づいた仮説を立て, その仮説を相談者と検証しながら
助言をするというプロセスを繰り返すことが援助の基本的な形となる.

## (4) 田中ビネー知能検査Ｖ

田中ビネー知能検査の検査内容は, 言語, 動作, 記憶, 数量, 知
覚, 推理, 構成などさまざまな内容を含み, 1〜3歳級は各12問,
4〜13歳級は各6問, 成人級は17問が配置されている. ただし, 2
歳からが検査対象者であり, 2歳未満は検査できない.

1歳級の下の部分に「発達チェック (S1〜S11の11問)」があり,

1歳級の問題を実施して未発達な部分があると予測された被験者を対象に発達の目安を簡便に確認できるように工夫されている．これらの問題は，ゲゼルの発達診断テストを参考に作成されている．

● 実施の方法

熟練した公認心理師，臨床心理士など心理職による実施が必須．

被験者が緊張や不安を感じると実際の発達度よりも過小評価してしまう可能性が高まる．その危険性を低くするために，部屋の雰囲気や検者との関係作りにも気を配る必要がある．検査について，被験者である子どもの年齢に応じた説明を行い，学童や中学生などには学校の成績と検査が無関係であることを告知しておくことも必要である．被験者が発達障害児の場合には視覚的手がかりを用いた検査の開始から終了までの流れを理解させる工夫が必要な場合もある．そのため，検者としての要件の1つとして"被験者の状況によっては臨機応変に対応できる柔軟な態度をもとれること"と定められている．被験者を安心させることは，特に重要であると考える．

被験者の生活リズムを知り，十分に能力を発揮しやすいと思われる時刻に検査時間を設定することが望ましく，被験者の心身や情意に変動が起こりやすい出来事（遠足や運動会など）の前後は避けることが無難であるとされている．

## A. 検査の開始と終了

● 生活年齢 2 〜 13 歳 11 カ月の場合

被験者の生活年齢と同じ年齢級の問題から開始する．

1つでもできない問題があれば，1つ下の年齢級に下がってすべての問題に合格できる年齢級まで検査を行う．

すべての問題に合格できたら，上の年齢級に進み，全問題が不合格となる年齢級まで上がっていく．ただし，13歳級の問題が1つでも合格すれば，成人級へ進む．

つまり，全問題を合格できた年齢級から，全問題に合格できない年

JCOPY 498-14547

齢級まで，検査を実施する．実施する問題の順番は問題番号に従って実施する．

　ただし，異なる年齢級で同じ問題が重複している場合は，最初にあった問題のみを実施し，その後は繰り返さない．最初に合格すれば，重複した問題は合格したものと判定し，検査用紙には合格と記載する．不合格の場合も同様に不合格と記載する．重複している問題は記録用紙などに★印がついている．

● 生活年齢が 14 歳以上の場合

　原則として，成人級の A01 ～ A17 のすべての下位検査項目を全問実施し，下の年齢級に下がることはしない．成人級が難しく明らかにできないと考えられる被験者に対しては，13 歳 11 カ月の場合の検査手順で行う．事前情報を参考にするが，それがない場合は実施時の観察を手がかりに検者が慎重かつ迅速に手順を選択しなくてはならない．

　なお，回答や提示に制限時間が設定されている問題では，正確にストップウォッチで計時しなければならない．回答できれば，制限時間内のいつでもその問題を終了してよい．また，1 歳級と 2 歳級の「積木つみ」，「簡単な指図に従う」，「3 種の型のはめこみ」，「絵の組み合わせ」には施行目安時間が設定されているが，厳密な時間計測は不要である．

　また，9 歳級，10 歳級，11 歳級，12 歳級に 1 問ずつ参考時間が示されているが，制限時間として扱うよりも実際の所要時間の計測とその記録が重要である．

　計測する場合，時間に関係なく子どもが反応している場合にはそのまま回答を行わせ，制限時間内での合否を判定する．ただし，時間の規定がない問題については，被験者のペースで実施する．計測が被験者へのプレッシャーにならないよう，手間どるときは「次の問題をやってみましょうか？」などと言って気分転換を図ることが大切である．

第 3 章　主要な検査の実際と活用のための基礎知識　　**53**

合格基準は問題ごとに異なるので注意が必要である。実施マニュアルに記載されている基準をよく確認しておかなくてはならない。また、解答に関する記録のみならず、観察記録も含めて正しい記録をしなければ、正しい評価はできないことを意識すべきである。

## B. 採点方法

検査マニュアルに記載されている判定基準を熟知し、それに従うことが基本である。検者の態度や表情から被験者が正解を察知する可能性もある。また、被験者の外見的な特徴に検者が左右されることもあり得る。そのことを知ったうえで、偏見のない採点を行わなければならない。しかしながら、機械的な採点を行ってはならず、検査結果を解釈する際には、家族歴や成育歴などの被験者の背景を考慮しなくてはならない。

## C. 結果の処理

被験者の実際の歴年齢を生活年齢（CA）、知能の水準を年齢で表したものを精神年齢（MA）とよぶ。歴年齢の30日を1カ月とし、30日未満は切り捨てて生活年齢とする。

被験者がある年齢級に属する問題のすべてに合格した場合、その1つ上の合格できなかった問題が1つ以上ある年齢のことを基底年齢とよぶ。例えば、すべての問題に合格した最も上の年齢級が5歳級である被験者の基底年齢は5＋1＝6で6歳である。

精神年齢は、基底年齢を求め、基底年齢を定めた年齢級より上の年齢級で合格した問題数に、それぞれ与えられた加算月齢数をかけたものの合計に基底年齢を加えることで得られる。基底年齢が6歳の子どもは、基底年齢を定めた年齢級は5歳であるから、6歳級以上の正解できた問題の数が6歳級5問、7歳級3問、8歳級1問、9歳級0問だったとすれば、5＋3＋1＝9で9問を正解したことになる。4〜13歳級の問題は1問につき2カ月の加算年齢が与えられるので2

JCOPY 498-14547

×9＝18で18カ月（1歳6カ月）が加算される．したがって，6＋
1歳6カ月＝7歳6カ月の精神年齢であると計算される．

　生活年齢が13歳11カ月以下の被験者が成人級の問題を行った場
合，13歳級までで算出された精神年齢に検査マニュアルの付表に示
された加算月数を足し合わせる必要がある．なお，1～3歳級の問題
に対する加算年齢は1問につき1カ月である．

　また，1歳級にも不合格があった場合の基底年齢は，12問中6問
以上が合格であれば，基底年齢を1歳とする．しかし，この場合
に得られる精神年齢は参考値とする．正解が6問に満たない場合に
は，精神年齢算出不能として扱う．この場合は，行動観察記録を綿密
に行い，診断に寄与するよう努力する．

　知能指数（IQ）は，月齢で表した精神年齢を生活年齢で割ったもの
に100を掛けたものの小数第1位を四捨五入した数値で，生活年齢
が同じ場合の精神発達度の比較を行う指数として理解されている．

　スタンフォード改定案で1960年から採用されている指標に偏差知
能指数（DIQ）がある．WISC–IVでIQとよばれているものも実質的
には偏差知能指数であり，同一年齢集団内での個人の位置を知るには
IQよりもDIQが優れており，田中ビネー知能検査Vでは，14歳以
上の被験者にはIQは算出せずにDIQを用いる．

　14歳以上の被験者のための下位検査得点の評点換算表，「結晶性領
域」，「流動性療育」，「記憶領域」，「論理推論領域」それぞれの成人級
領域別DIQ換算表および成人級総合DIQ換算表も検査マニュアルに
収録されている．

　2～13歳11カ月までの被験者については，生活年齢と精神年齢
からIQを求める換算表とIQをDIQに変換するための付表が検査マ
ニュアルに収録されている．この付表から得られる各年齢集団の平均
と標準偏差を用いて，DIQは次の式で算出できる．

$$DIQ = (個人の精神年齢 - 同じ年齢集団の平均) ÷ (同じ年齢集団 \\ の標準偏差 ÷ 16)$$

　なお，検査マニュアルは，田中教育研究所が編集した「田中ビネー知能検査Ⅴ」として田研出版から発売されており，詳細な解説がなされている．

●評価における注意点

　算出される知能指数は知的発達の指標にはなるが，被験者の知的側面のすべてを反映した数値ではないことを認識しておく必要がある．発達障害児や年齢が低い児では，検者との親和性，つまり，ラポールの形成の有無や検者の習熟度によって結果に差が出ることは少なくない．このことは，他の被験者でも注意が必要であり，常に誤差が出る可能性を念頭に入れ，数値だけに注目するべきではない．検査中の被験者の行動観察，被験者の生活史，家族関係などの背景も考慮すべきである．

●結果の告知に関する注意

　検査結果を被験者やその家族に伝える場合，単に数値のみを伝えるのではなく，その被験者の検査に対する反応や検査から理解できる発達の特徴を優れているところも遅れがある部分も含めて理解しやすく説明を行い，それを基に具体的な指導やアドバイス，支援の方向性と具体的な手立てを示すことが大切である．

●田中ビネー知能検査Ⅴ活用の基本

　心理検査を有効に活用するには，なぜ検査を行うのか，あるいは，なぜこの検査が選ばれるのかを把握することがまず必要である．そのうえで“何が知りたいのか”，“誰をどうケアすることが大切なのか”を考えていく．手当たり次第に検査を行うのではなく，対象となる被験者の特性やそのかかえる問題や背景を理解したうえで，適切な検査バッテリーを組み立てなければならない．どの心理検査も実施することで被験者に何らかのメリットがなければ意味はないと考えるべきで

JCOPY 498-14547

ある．そして，実施する検査の内容や特徴をよく理解し，本当に被験者に相応しいかどうかを十分に検討しなくてはならない．このようなことは，すべての心理検査に当てはまり，すべての臨床検査にも当てはまる基本事項である．

　検査を実施する前に，検査実施に関する説明が必要である．何を目的にどのような検査を行い，それがどのようなメリットを被験者にもたらすのか，を説明しなくてはならない．同時に被験者とその家族は，検査やその後の診療の筋道について，納得がいくまで知りたいことを何でも質問できる権利を保障されなければならない．被験者とその家族の同意が得られて初めて検査を行う．

　検者は，各検査について習熟し，十分な時間をかけて正確な検査を実施しなければならない．マニュアルを確認することは大切であるが，それによって所要時間が長くなり過ぎて被験者に余計な負担を与えてはならない．もちろん，どんな検査にも測定誤差が入り込む余地があることを認識し，常に再検証する必要もあり，同様に，検者と被験者の間に信頼関係（ラポート）が成立させ，スムーズな検査の実施を実現させなければならない．

　検査の結果は，広い視野に立って総合的に解釈しなくてはならない．単に指標の数値にだけ頼るのではなく，全人的な公平な視点をもたなくてはならない．被験者の反応をありのままに観察し，詳細を記録し，それを整理し，まとめておき，検査目的，生育歴，家族構成，家族関係，友人関係，学校などの社会関係など被験者を取り巻くさまざまな状況に関する情報を収集しておくことも必要である．その情報により，他に必要な検査があれば，それも検査バッテリーとして準備する．検者1人の視点だけではなく，ケースカンファレンスでの検討が被験者を正しく理解することに役立つこともある．より綿密で妥当性のある解釈がより有効なケアを生み出すことを意識しなければならない．解釈に沿ったケアメニューを立て，それを実践しながら，被験者のニーズによって半年あるいは1年ごとに同じ経過観察を行

い，必要に応じて同じ検査を再実施し，解釈とケアを検証する．これらの手順を踏まえたうえで，その後のケアを組み立てる．この繰り返しを根気よくしていく必要がある患者が少なくないことを覚悟していなければならない．

　なお，測定誤差の存在を意識し，田中ビネー知能検査ⅤにはIQに±8程度の誤差があると考えるのがよいとされている．つまり，IQが100と判定されれば，実際のIQは92〜108の間にあると考え，100に固定したものであると決めつけてはならない．被験者とその家族にも，そのことは正しく理解されるように伝える必要がある．

## (5) WISC-Ⅳ（児童版ウェクスラー式知能検査第4版）

　WISC-Ⅳは，ベイリー発達検査と同様に，心理職によって行うべきものであるとされる．研修を受けた経験に乏しい一般的な小児科医にとっては，実施も解釈も難解であることが少なくないと思われる．しかし，児童相談所などでこれらの検査を受けた児が，神経発達障害その他の問題によって小児科外来を訪れることは少なくない．その場合，一般的に小児科医は地域医療連携として児童相談所などよりこれらの検査の結果についての詳細な情報提供を受けることが可能である．

　ここでは，提供された資料を活用するための基礎知識を中心にまとめてみることにする．それは，この検査の結果報告や心理報告のレポートを正しく理解することが，対象となる子どもたちの特徴・特性を医師が理解する有用なツールとなる検査であると言えるからである．

　WISC-Ⅳの対象年齢は5〜16歳であり，実施所要時間は60〜95分かかるとされ，被験者である児が課題に対する意欲を失わないような配慮をしながら実施する技術と正確な判定，記録が求められる．この検査は，個人の特性を把握することで，教育や療養指導に有用な情報が得られるツールであり，認知特性に応じたエビデンスのある指導を行うために有用であると考えられている．

なお，WISC–IVの専門技術講習会も開催されており，有用である．マニュアルも日本文化科学社から刊行されている（巻末参照のこと）．

● WISC–IVの下位検査項目の内容と測る能力

### a. 言語理解指標の下位検査の内容

類似（言語推理と概念の形成）：共通のもの，共通の概念を表す2つの言葉を口頭で提示し，どのように類似しているかを説明させる．

単語（単語知識や言語概念形成）：絵を提示し，名前を答えさせる．読み上げた言葉の意味を答えさせる．

理解（言語的推理，言語概念化，言語理解，言語表現，過去の経験を利用する能力，実践的知識を表現する能力）：日常的な問題の解決や社会的ルールについて質問し，口頭で答えさせる．

知識（補助検査：一般的事実に関する知識を習得，保持し，引き出す能力）：一般的な知識に関する質問をして口頭で答えさせる．

語の推理（補助検査：言語的推理能力）：いくつかのヒントを与えて，それらに共通する概念を答えさせる．

### b. 知覚推理指標の下位検査の内容

積木模様（抽象的視覚刺激を分析し統合する能力）：積木や図版を提示して同じものを作らせる．

絵の概念（分類を行う作業時に機能する抽象的推論をする能力）：2〜3段からなる複数の絵を提示し，共通する特徴をもつ絵をそれぞれの段から選ばせる．

行列推理（視覚情報処理能力と抽象的推理能力）：一部分が空欄になっている図版を提示して，その下に並べた選択肢から空欄に合うものを選ばせる．

絵の完成（補助検査：視覚認知，視覚的体制化，集中力，視覚認識力）：絵の中で欠けている部分を指差し，または，言葉で答えさせる．

### c. ワーキングメモリー指標の下位検査の内容

数唱（聴覚的短期記憶，並べ替え能力，注意力，集中力）：数字列を

JCOPY 498-14547

読み聞かせて順唱と逆唱をさせる.

　語音整列（順序づけ，精神的処理，注意力，聴覚的短期記憶，視覚空間的形態表現，処理速度）：一連の数とカナを読み聞かせ，決められたルールに従って並べ替えさせる.

　算数（補助検査：精神的処理，集中力，注意力，短期記憶，長期記憶，数的推理能力，精神的覚醒）：算数の問題を口頭で提示し，暗算で回答させる.

### d. 処理速度指標の下位検査の内容

　符号（処理速度，短期記憶，学習能力，視覚認知，視覚と運動の協応，視覚的探査能力，認知的柔軟性，注意力，動機づけ）：幾何図形，数字と対になっている簡単な記号を書写させる.

　記号探し（処理速度，視覚的短期記憶，視覚と運動の協応，認知的柔軟性，視覚弁別，集中力）：記号グループの中に刺激記号と同じ記号があるか，ないかを答えさせる.

　絵の抹消（補助検査：処理速度，選択的視覚的注意，覚醒，視覚性無視）：さまざまな絵のなかから，特定の種類の絵を探して線を引かせる.

● WISC-IVの解釈手順

　この検査の解釈は，全検査IQ（FSIQ）→言語理解・知識推理・ワーキングメモリー・処理速度という4つの指標の得点→下位検査→プロセス分析と反応分析という手順で進めていく.

JCOPY 498-14547

Step 1: 全検査 IQ の報告記述を行う
Step 2: 言語理解指標（VCI）の報告記述を行う
Step 3: 知能推理指標（PRI）の報告記述を行う
Step 4: ワーキングメモリー（WMI）の報告記述を行う
Step 5: 処理速度指標（PSI）の報告記述を行う
Step 6: 指標間の差を評価し，その結果を記述する
Step 7: 下位検査の得点のばらつきを評価，記述する
Step 8: 下位検査間の得点の差を評価する
Step 9: 下位検査内の得点パターンを評価し，プロセス分析も行う

　これらのうち，Step 1 〜 5 は，同一年齢のグループのデータを利用して，個人間差の視点から解釈を行う．全検査 IQ と 4 個の指標得点を合わせた合成得点は正規分布に従うとされ，これも個人間差（個人差）の視点から解釈する．合成得点は，上位から "130 以上は非常に高い"，"120 〜 129 は高い"，"110 〜 119 は平均の上"，"90 〜 109 は平均"，"80 〜 89 は平均の下"，"70 〜 79 は低い"，"69 以下は非常に低い" という表現で記述される．また，同じ年齢の子どもが 100 人いるとして対象の子どもが後方から何番目に相当するかを示すパーセンタイル順位も信頼区間とともに算出され，その数値も合成得点が意味するものとして解釈する．

　Step 6 以降は，被験児個人の各指標を個人内で比較する分析である．つまり，個人の特性を検討することを意味する．どの部分が得点が高く，どの部分が得点が低いかなどを判定し，プロファイリングを行う．その解釈には，子どもの出生時の状況やその後の発達状況，疾患の既往歴，家族歴や文化的背景，教育歴，日常生活での適応状況，学習に関するさまざまな情報，過去のアセスメント結果なども加味しなくてはならない．また，検査結果の報告書にも，これらの情報と解釈との関わりを記載する必要がある．

● 解釈のための基礎知識
　概説に述べたように，全検査 IQ は全般的知能を測定するものであ

JCOPY 498-14547

り，4つの指標はそれぞれ認知過程の知的機能をさまざまな観点から測定するものである．

　全検査IQ（FSIQ）は，個人のさまざまな行動の予測変数として，多くの知能検査の研究において，高い信頼性があるとされており，知的障害や高い知能の評価，学習障害のある児の認知的発達の全体像を示す数値として理解されている．それはFSIQが言語的ないし非言語的な推理やワーキングメモリー，処理速度を統合したものだと考えられているからである．しかし，各指標得点の間に大きな差異がある場合や指標得点とFSIQに大きな差異がある場合は，FSIQを被験児の能力を示す代表的数値であると考えてはならない．

　言語理解指標（VCI）は，推理，理解，概念化についての言語能力を測る下位検査から構成されており，それぞれの下位検査の得点のばらつきに配慮する必要がある．ばらつきが大きい場合には，VCIを単一の指標であると解釈できないと判断されることがある．その判断には，マニュアルの基準が基本的に採用されている．

　知覚推理指標（PRI）は，知覚推理と知覚統合の下位検査から構成されており，この指標の基本検査は主に流動性推理を測るものであるのに対し，「絵の概念」についての検査は知覚推理はあまり必要としない検査で，言語的応答を必要としない．指標得点プロフィールでVCIとPRIがどちらも長所にも短所にもならない場合，VCIとPRIの下位検査は基本検査の平均値と比較すべきであるとされている．PRIとFSIQの算出には，時間割増点ありの得点だけが使用される．検査結果に対するスピードの影響は，時間割増点がある場合とない場合の両方を比較することで把握できる．

　ワーキングメモリー指標（WMI）は，注意，集中，ワーキングメモリーを測る下位検査からなる．ワーキングメモリーは「心のメモ用紙」であり，コンピュータでいうテンポラリーファイルと考えると理解しやすい．そうすれば，ワーキングメモリーの働きを測定するのに「数唱」や「語音整列」が有用であることが理解できるはずである．

JCOPY 498-14547

「算数」はよりワーキングメモリーのより高度で生理学的な働きを測る課題である．ワーキングメモリーに重度の障害をもつ被験児が学業に困難を生じることは確かであるが，そのことを知能が低いことを示すと考えてはならない．なぜなら，他の能力が優れていてもワーキングメモリーの動作に時間がかかり過ぎて検査結果に反映されないケースやワーキングメモリーの弱さで精神的能力が疲労しやすいケースなどがあり得るからである．

処理速度指標（PSI）は，認知処理および描写処理の速度を測る下位検査から構成されている．これらの下位検査の結果は，視覚短期記憶あるいは視覚弁別，注意，視覚−運動協応の影響を受ける可能性があることを理解しておくべきである．学習障害や自閉症スペクトラム障害がある児では PSI の得点が低いことが多い．PSI 得点が高い児では，新しい情報の獲得が容易である可能性が示唆される．ただし，下位検査の多くの児で相関が認められている「符号」と「記号探し」の得点に 5 点以上の大きな差がある場合は，PSI を 1 つのまとまった知能の構成概念として利用することは避けるべきであるとされている．この場合，PSI に基づいた解釈は行うべきではない．下位検査の各項目の間に大きな得点差がある場合，それが何を意味するかを文献も参考にして考察する必要がある．

● WISC–IVを利用する際の注意事項

他の心理検査同様，何を目的に検査をするのかを正確に理解していなければならない．被験児の実際の状態を生育歴から現症に至るまで正確に把握し，その内容をもとに検査結果が妥当かどうかに鋭敏な判断力を発揮しなくてはならない．どの心理検査も絶対的なものではなく，正確な情報と役立つ情報は同じものとは限らないことを理解したうえで，倫理的な立場から，被験児とその家族に何を伝え，何を伝えるべきではないのかを判断しなくてはならない．すべての臨床心理・神経心理検査に共通する注意事項であり，ここでも敢えてこの点を強調しておく．

## (6) フロスティッグ視知覚発達検査（視覚認知発達テスト）

　幼児期における視力および視知覚能力の不十分な発達が自閉症スペクトラム障害や学習障害といった神経発達障害や情緒障害に大きな関連性をもつことは知られているが，通常の視力検査では幼児の視知覚能力の評価が困難であると考えられ，それをカバーする視知覚発達検査がフロスティッグにより考案され，いろいろな年齢の健常児を対象に1963年に標準化された．4歳0カ月～7歳11カ月までの健常児の1カ月ごとの標準データが，この検査の日本版の手引の巻末に収録されている．

　神経発達障害のある子どもたちのための支援教育プログラムには視覚的構造化を用いた技法もあるが，視知覚機能ないし視覚認知機能に応じた対応を行わなければならないものであり，この機能を評価するための検査は，本検査のほか，ベントン視覚記銘検査やベントンゲシュタルトテスト（ベンダー視覚，運動ゲシュタルトテスト）などがあるものの，健康保険適用がある検査に限れば，諸外国に比べてかなり少ないと言えるだろう．

　フロスティッグ視知覚発達検査は，以下の5つの知覚技能を測定する検査である．

　検査では，35ページ構成の検査用紙，三角形，長方形，十字型，月・星型などの11枚の絵カード，採点盤が標準化されて販売されており，その他に検者は赤，青，茶，緑の色鉛筆またはクレヨン，5～6歳児ではさらに書き方鉛筆を用意する．これらは，予備も用意しておく必要がある．医療機関などでの個人検査では，検者は説明のために白紙を使ってよい．検者は，あらかじめ自分を対象として検査を行うなど，練習を重ねておく必要があり，できれば熟練者の指導を受けておくことが望ましいとされる．

● 検査実施における注意点

　検査は手引に書かれている通りの説明が行われる必要があり，手引で許容されている範囲外の言葉を使ってはいけない．なお，子どもた

JCOPY 498-14547

検査1: 視覚と運動の協応→いろいろな幅のある2本の境界線の間に連続的な直線や曲線や角のある線を描く，あるいは，案内線なしに点と点を結ぶ線を描く技能をみる検査

検査2: 図形と素地→次第に複雑さを増す素地に対する図形への知覚の変化を検査する

検査3: 形の恒常性→図形の大きさ，線による濃淡の変化，構成，空間における位置などのいろいろな異なる条件のもとに提示される幾何学図形を知覚し，それと類似した幾何学図形を弁別する検査

検査4: 空間における位置→並んでいる図形から，反転しているものや回転しているものを弁別する検査

検査5: 空間関係→bとdを区別するような単純な形態や模様の違いや相同性を分析する検査で，見本として与えられたさまざまな長さの線やさまざまな角度をもった角を描かせる

ちが検査に対して十分な興味と注意力を持続させないと妥当な検査ができないことが知られているが，興味や注意力を喚起するための特別な援助や余分な説明は絶対禁止である．ただし，聾唖児や難聴児に対しては身振りや例示を追加することは認められている．また，消しゴムの使用は禁止され，なぞり描きなどによる訂正も認められないことを被験者である子どもに理解させる必要がある．また，子どもたちの作業は，用紙の左側から右側へと順次行う必要がある．

　実際の検査実施要領については，手引に詳しく解説が書かれている．最初の検査は16問から構成されている．2つ目の検査は8問，3つ目は4問，4つ目は8問，最後の5つ目の検査は8問で構成されている．

　採点は5〜10分で実施できるが，手引の解説に準拠しなければならない．問題によって配点が異なるので，その違いを誤らないように注意する必要がある．採点結果を基に手引に従って知覚年齢，評価点，知覚指数を求める．年齢により評価点の与え方が異なることに注意しなければならない．

この検査によって視知覚機能のどの領域に遅れが目立つのかを診断することができる．その診断に対応した視知覚機能の訓練教材や指導書がフロスティッグにより開発され，日本語版が日本文化科学社から発売されている．

また，アメリカでは1993年にフロスティッグにより視覚認知発達検査第2版が刊行されており，対象年齢が4〜10歳に拡張されたほか，11〜74歳までを対象として成人版も公開されている．第2版では，目と手の協応，模倣，空間関係，空間位置，図地分離，視覚閉合，視覚–運動速度の8つの検査から構成されている．

いずれにせよ，この検査単独で視知覚障害（視覚認知障害）の診断を確定してしまうのではなくベントン視覚記銘検査やベントンゲシュタルトテストあるいはDN–CAS認知評価システムなど他の検査や資料も加味して診断を進めていく必要がある．また，田中ビネー知能検査VやWISC–IVあるいはKABC–IIにも視覚認知類推あるいは視覚による空間認知プロセスなど視覚認知機能に関連する項目があり，その検査成績も参考になり，これらも加味した総合的な判断が必要である．

## 2 人格検査

### (1) バウムテスト

バウムテストは，健常者を対象とした調査結果では，再検査信頼性が比較的高く，その指標は短期的には安定しているとみなされることが多い．しかし，実際の患者は精神的ストレスや緊張，葛藤にさらされていることが多く，その点を理解して検査に臨む必要がある．

● 実施の方法
・用紙
A4またはB5（コピー用紙で可，薄すぎるものはだめ）
用紙は縦向きに手渡すが，縦横どちら向きに描いてもよい．

JCOPY 498-14547

・筆記用具

B か 2B の鉛筆と消しゴム（ボールペンなどでもよい）

・教示方法

以下の指示を行う.

「一本の果物の木を描いてください」（コッホの原著第 3 版
2010 年）

「実のなる木を描いてください」（岸本の方法）

「一本の木をできるだけ丁寧に描いてください」など

・記録内容

描画プロセスを邪魔にならないように観察して記録する.

ただし，描き終わってから記録をすること.

→ どの部分から描くかが，大切.

描画に要した時間だけでなく，さっと描いたか，じっくりか，
なども記録する.

描きながら語られた言葉も記録する.

・描画後の質問（PDI）

上記の記録をする前に，被験者に以下のことを描画後に質問す
る.

「木の種類はなんですか？」

「木の高さはどれぐらいですか？」

「樹齢はどのくらいですか？」

高い，低い，古いなどの抽象的な回答には，具体的に尋ねる.

→ 描画後の質問（PDI）には決まったものがない.

・小括

基本的には質問は 3 つだが，絵に気になる部分があれば，追
加質問する.

フランスなどの臨床心理学書には，PDI の質問事項が 10 個あ
るいは 20 個あり，被験者が質問紙に回答する例も示されている
が，小児科や小児精神科の臨床では被験児が疲れたり，嫌になら

ないような配慮をし，質問を多くしすぎないように注意すべきで
ある．

● バウムテストの導入時期

初診時でも，その後でもよい．

テストをすることで，医師患者関係がよくなることもある．

導入後は，治療の節目や終結時あるいは定期検査的な間隔で実施を
してよい．

● バウムテストの解釈に際しての注意事項

(A) 概要

検査結果で患者に対する先入観をもたないこと，患者に不利益を与
えない，あるいは，傷つけないよう，責任感をもって解釈を行うこ
と．いろいろな解釈がありうるが，誤った解釈も必ずありうることに
留意することが必要である．

まず，断定的な解釈を避け，絵の解釈を被験者と共有することを
忘れないことが必要であると言われている．

描かれた絵を細部にわたるまで，じっくりと眺めることが解釈をは
じめる基本である．これにより，解釈を行うのに必要な"指標"の存
在と違いを認識できる．

初心者は，いきなり解釈をするのではなく，絵のイメージを暖めつ
つ経過観察を継続することが必要である．一人の被験者の絵の解釈に
１年以上かかることもありうる．

完成した絵だけを解釈の対象にするのではなく，描かれた過程を考
慮すること．

バウムテストの絵には，被験者の心の平衡状態が示され，精神的お
よび性的な成熟度，つまり，パーソナリティーの発達が示されてい
る．

ただし，時には被験者ではない特定の人物を象徴している場合があ
るとの説もある．

木の絵が被験者の自己の状態を示すものと考えると，時々刻々と変

JCOPY 498-14547

化する可能性がある．その変化は不連続なものである．また，治療者との関係でも変化する．

バウムテストを心理テストとして位置づける場合と治療手段と位置づける場合では，解釈が違うとされる理由の一つとして，これらのことが挙げられるだろう．

また，心理テストは診断ツールとして実施側に主導権があるのに対し，治療手段としては患者が主体であり，治療者は受け手であるという考え方もある．これについて，テストを行う場合でも実施者が意識すればテストを同時に治療の一部に進化させることが可能であるとする考え方もある．

絵の解釈の方法は，記述アプローチと指標アプローチに大別される．記述アプローチはコッホの「無心になされる把握」に，指標アプローチは「表現のグラフに則った読み取り」に相当するとされるが，事例により，使い分けたり，併用したりする．ただし，記述的アプローチと指標アプローチは明確な区別は不可能であると考えられている．記述的アプローチは，文章を記述して患者の心理を分析する方法である．指標アプローチは多くの患者に共通する指標を見い出し，それを基準に患者の心理を分析する方法である．

(B) 記述アプローチの基本

記述アプローチでは，描かれたプロセスに沿いながら，言葉に置き換えて解釈をしようとする．多くの研究者は，記述アプローチを行う際には，記述のレベルを三段階に分けて考えているようである．ただし，レベルの名称は決まったものはない．

・第一レベル（一次レベル）

　描かれたイメージを客観的に中立的な立場で記述する．

　　→ありのままを記述し，価値判断など検者の考えを入れない．

・第二レベル（二次レベル）

　描かれたイメージに対する検者の判断を交えて記述する．

JCOPY 498-14547

→木の絵に安定感がある，ないなどの判断が該当する．

　ただし，木の絵を描く場合，一般的な集団では根の描写は33％にみられるという報告もあり，根が描かれていないから不安定だ，という考え方はすべきではない．つまり，バウムテストにおける指標に関するデータを知った上で，解釈をする必要がある．それには，描かれるプロセスの観察が大切である．プロセスにおける描画方法や手順そのものとそこから受ける印象も大切である．

・第三レベル（三次レベル）

　検者が被験者の心理状態を分析内容を記述する．

→第一，第二レベルの記述を繰り返し検証した上で解釈しなければ，重大な誤りを犯す危険性が高いことを認識しなくてはならない．

(C) 指標についての基礎知識

　指標とは，判断や評価の目印になるものを言う．これは，他の心理検査と同じである．コッホの「バウムテスト第3版」では，バウムテストの指標は76種類が示されているが，現在のところ，日本における指標を活用するための標準化された十分なデータがなく，客観的な活用は難しいと考えられる．また，指標だけでは解釈は不可能で，記述アプローチを行って指標を解釈する方法がとられることが一般的である．ただし，指標は時期を異にして描かれたバウムを比較する際には，有用な手がかりになる．また，指標は年齢に従った知的ないし心理学的発達に伴って変化する．たとえば，6歳以降になると99％が描く木の幹は一本線による幹（一線幹）ではないが，3歳〜4歳では，一線幹はしばしば観察される．他方，枝が一本線で描かれるのは6歳で60％，10歳以上では約20％であるが，中学生から18歳でも10〜20％で描かれるとされている．

　また，稀にしか見られない指標が描かれた場合には即座に異常を意味すると判断してはならない．稀な指標や異常と思える指標が文化・

JCOPY 498-14547

時代背景の影響や，患者が置かれている状況・状態に影響されて出現することがある．子どもたちの間に妖怪ブームがあれば，妖怪のような木を描く子どもがいても異常と判断するには慎重な判断が必要であり，被験者である子どもの話を聞き，環境要因を知る必要がある．バウムテスト以外の描画を行うテストは，どれであっても，時代背景，文化的背景あるいは健康状態を含めた個人的な環境の影響を受けることを知っておくべきである．つまり，指標は正常か異常かという視点ではなく，発達年齢や時代的・文化的背景や個人的な状態・状況を考慮して多数派か否かを含めて考えなくてはならない．

(D) 早期型の指標

　早期型の指標とは，発達早期に出現し，成長とともに消失していく指標である．

　　→ 心的成熟の形式的判断，発達の遅れ，退行といった異質なものを示す可能性がコッホにより指摘されており，個々の被験者によって意味が異なることに注意する．

| 各年齢と主な早期型の指標の変化 | |
|---|---|
| 2歳 | 上下のなぐり描き |
| 3歳 | 上下のなぐり描き　一線幹　モミ型幹　水平枝　直線 |
| 4歳 | 一線幹　一線枝　モミ型幹　一部水平枝　上に伸びる主枝 |
| 5歳 | 一線幹から二線幹 モミ型幹 水平枝の消失 直線 上に伸びる主枝 直交分枝（～9歳） |
| 6歳 | 二線幹（99％）一線枝（60％）モミ型幹 上に伸びる主枝 実の出現　黒塗り（～9歳） |
| 7歳 | 二線幹 モミ型幹 一線枝 成長方向に伸びた分枝 直線 上に伸びる主枝 地面線 |
| 8歳 | 幹上直 二線幹 一線枝 樹冠と幹が分離 成長方向に伸びた分枝 直線 地面線 |
| 9歳 | 幹上直 二線幹 二線枝 樹冠と幹が分離 成長方向に伸びた分枝 直線 地面線 |

(岸本寛史．バウムテスト入門．東京：誠信書房．2015 を参考に作成)

JCOPY 498-14547

〔追加説明〕
　一線枝は 10 歳でも約 20 ％，それ以降でも 10 ～ 20 ％に観られる．一線幹は 6 歳で 1 ％まで減少し，一線枝とは解釈が異なることがわかる．全水平枝はすべてぼ年齢で稀にしかみられないが，直線枝は 6 歳で約 30 ％，直交分枝（十字型分枝）は 6 歳で約 10％あるが，どちらも 10 歳以降は数％に減少する．幹下縁立は 6 歳で約 75 ％に認められ，成長とともに徐々に減少し，12 歳を過ぎるとほぼ消失する．描画テストにおける Tree Test の傾向とあわせて知っておくと，便利であると思われる．ただし，日本における年齢的なデータは古いものが多く，2012 年に京都市で行われた研究では例数が少なく，現在の日本に適応できる十分なデータはなく，上記のデータも参考に過ぎないが，年齢に不相応な早期型指標が出現した際には，発達の遅れと退行の可能性を検討する．


　心理的なストレスや葛藤，不安のある患者は，心理的退行を示すことは少なくなく，年齢に相応しない早期型の指標が出現しても不思議はなく，その出現を理由に幼稚であるなどのレッテルを貼って患者を傷つけてはならない．退行から抜け出すことが神経症を克服することであると捉え，治療上の指標として肯定的に捉えることもバウムテストを治療的に用いる際に役立つ考え方である．退行には，病的退行と創造的退行があり，その差異を見極めるには記述アプローチが必要である．神経症などの疾患に陥る病的退行なのか，それとも新しい成長や創造のための準備としての退行なのかは意味が異なる．

●治療とバウムテスト
　心理的な問題を克服していくための治療手段としてバウムテストが用いられることがあるが，糖尿病などの慢性疾患に対する不安と治療によるその解消が，一般的な健康質問紙や心理質問紙では感知できない場合でもバウムテストには反映されることがあることがある．バウムテストは疾患を判別するツールではなく，被験者の心の状態を見立てる道具としての側面があることを知れば，より有用なツールとなる可能性があり，がん患者の緩和ケアとしても利用できることが示されている．

バウムテストを実施することで，被験者の語りを引き出せることが多いとされ，その語りによって被験者が癒され，さまざまな問題を解決・軽減するツールとなりうる．バウムテストを通じて語られるのは，木の話ではなく，木の話を通じた被験者の心の状態を伝える語りであると解釈でき，心の投影法の一つにバウムテストを位置づけることもできる．また，心理療法の場面では，被験者である患者の心の鏡にバウムテストが変化することがあり，木を描くことで患者自身が自分の心を知り，自力で心の問題を解決することもある．

● 客観的なバウムテストの必要性

(A) 客観的なバウムテスト解釈の方法

わが国においてはバウムテストの指標を客観的な立場で利用するための十分なデータは揃っているとは言えない状況にある．他の描画テストにおいても樹木を描かせることは多く，解釈もバウムテストの解釈に共通する部分もあれば，時に相反する解釈が行われることもある．また，被験者に彩色させることで色彩の象徴解釈を行う研究者もいる．

ここでは，フランスの心理学者 L. フェルナンデスによる客観的解釈法を参考にして著者が採用している方法をまとめておく．

ただし，小児科外来で行う検査としての簡便性を考えて，彩色については省略する．その理由は，小児に彩色させることの臨床的意義が定かではなく，また彩色させることで下地となる画の特徴が不明瞭になる可能性が排除できないからである．また，年齢によって小児が好む色があることがさまざまな研究者によって示されているが，それ以外の十分な利用意義が明らかではない．また，黒単色であれば，色覚異常がある児でも検査実施は可能性であると考えられる．

(B) バウムテストの客観的解釈のための手順と指標

バウムテストはしばしば樹木画テストと呼ばれ，いろいろな解釈方法が提唱されており，統一され系統化された手法は現時点まで存在していない．したがって，いろいろな考え方に触れて，解釈に際しての

視野を広く持つことも必要であると言える.

　以下に一般的な解釈の手順とよく用いられる指標について記載する.

① 細部にこだわらず，全体的な印象を記載する.

② 被験者が描いた手順にメモを確認，整理する.

③ 描画中の被験者が語った言葉を記録する.

④ もしも複数の樹木を描いた場合は，それらの樹木を比較する.
　 差がなければ最も観察しやすい一本を，差がある場合にはそのすべてを評価対象とする.

⑤ 描線を検討する：描線の 8 つの要素を確認する.
　❶ 能動的要素としての高い筆圧
　　→ 環境による圧迫あるいは物理的な圧迫を被っているという意識や行動的な性格，抵抗感を象徴する.
　❷ 受動的要素としての低い筆圧
　　→ 状況や人間関係で行動を左右されやすい，周囲の影響を受けやすい傾向を象徴する. 現実把握や感覚的認知がきちんとできる. 行動の実行力がない，あるいは実行したいことと逆の行動に出てしまいやすい例もある.
　❸ 明確な描線
　　→ 依存的ではない，独立心がある，安定した性格，清廉さや冷静さ，論理性を示す象徴. 周囲からの影響を拒否する気持ちを示すこともある.
　❹ 太く，ゴテゴテした描線
　　→ 生命感のある情緒的影響を受けやすい. 太い線が画面の左にあれば過去における環境や感情に対する思いが込められていることがあり，右にあれば環境や社会生活からの影響を受けている状態を示していることがある.

JCOPY 498-14547

⑤ 直線が目立つ

　→ 障害や躊躇がない状態を示し，ゆらぐ直線は心理的な迷い
　　を示す．

⑥ 曲線の多さ

　→ イメージの豊かさを示すとされ，多すぎるのはイメージへ
　　のこだわりを示しているとされる．

⑦ スピード感のある描線

　→ 運動エネルギー，行動的な傾向，抽象化能力の高さを示す
　　とされることが多い．ただし，単なる慌て者であるケースの
　　存在は否定できない．

⑧ ゆっくりとした動きの描線

　→ 行動を抑制する内的意識や抑制による障害の存在を示す．
　　あるいは，躊躇や慎重さを示すと解される．

なお，これらの描線の捉え方は，描画テストや統合型描画テスト
でも解釈に際して利用される場合がある．

⑥ 画を構成している以下の指標を観察し，検討を行う．

① 用紙上の木の位置，大きさ，太さ（幅）や背景の有無

　　客観的に記載する．全体としての安定感の有無などの印象も
　記載する．コッホは，用紙の中心から左に描かれたバウムは過
　去と自我との関係や性格の内向性を示すとした．中心から右に
　描かれたバウムは未来へ向かう自我との関係や性格の外向性を
　示すとした．さらに，用紙の上方に描かれるのは宗教などの精
　神性や知性化と関連性があり，中心から左右に横方向で広がる
　バウムは覚醒した自我，感受性を示し，内面的な感情が被験者
　自身に意識される状況を示すことがあるとされる．用紙の下方
　に書かれるバウムは，潜在意識ないし無意識，あるいは，夢な
　どが表現されたものであるとされている．

**②　木の種類**

　　大きな実がなる木，小さな実がなる木，実がならない木，は被験者の生命力や心の強さ，希望などを表現する可能性がある．

**③　根**

　　根は安定感の源とされることが多いが，描かれないことも少なくなく，“根がないから不安定だ”との決め付けはしない．根は，自我の基本性質や本能，衝動，無意識，伝統や保守的考え方，緩慢さ，鈍重さ，抑制，不動性などさまざまなものが反映するとされる．ただし，子どもでは根が描かれないことはしばしばあり，12歳までは普通にみられると考えてよい．12歳を過ぎている児では，知的発達の遅れ，不安全感や不全感を示すものと解される例，退行や幼稚さを認める例，抑うつ傾向にある例もある．

　　根の大きさや太さ，形状が性的な問題を示すこともあるとされるが，小児ではあまり明確ではない．

**④　地面，地平線や根元**

　　地面は描画されることが多いとされるが，実際には描かれないこともある．地面は成人では現実感，現実の世界，適応能力，不変性，見当識，拠り所となる場所を表現するとされている．これらのパラメーターの欠如は，不安全感や不全感を示すとされる．地面の下に描かれた根は，歪曲された性的問題，自己実現への葛藤，病的見当識，統合失調症，器質的脳疾患のサインである可能性が指摘されている．

**⑤　幹**

　　幹は自我の安定性を反映しているとされる．描き方や形態に基本的な自我感情と心理的発達が反映されるとされる．

**⑥　幹の表面あるいは樹皮ないし輪郭**

　　自我を保護する皮膜の象徴であると解されることが多い．自

JCOPY 498-14547

我と環境，自己と他者を分ける境界を表現すると言われている．

⑦ 枝の走行・構造・描線・濃淡

　　枝の構造は環境への適応力，心理的な成長，社会性を示すと考えられることが多い．心理学的・社会的発達に関する能力や願望が反映されると考える研究者も少なくない．しかし，社会に対する葛藤や関係性と枝の走行・構造が関連するかどうか，小児では明らかではない．

⑧ 樹冠の形とその内部や描線と濃淡

　　周囲にどのようにみられているのかを被験者の側から捉えた自己像を反映すると考える研究者が少なくないが，幼児や低学年の学童には必ずしも当てはまらない可能性がある．また，周囲にどのように見られたいのかを示すものとの解釈もあり得れば，周囲に対してどのように振舞っているのかを反映するとの解釈もあり得る．輪郭や濃淡は，過去から未来に至る変化や願望を表すとの解釈もある．

⑨ 木の付属物

　　木の樹冠と木の付属物は，その描かれた形に見えるものだけではなく，その背後に何かが隠されている仮面のことがあると成人ではいわれるが，小児では不明確である．稀ながら，自らが欲しいものを木に付属させる子どもはいる．

⑩ 茂みの高さ

　　茂みは内在化されたものと結びつくことが多いと成人では言われるが，小児では意義は明らかだとは言えない．茂みの高さは，知的発達や精神的なものへの関心と結びついているとされているが，形については定かではない．

⑦ **過去の心理学研究において示されたサインを検討する．**

　過去において研究された様々な疾患や心理的問題あるいは性格に

特有とされるサインが被験者の描いたバウムに現れているかどうかを検討することは診断に有用である．しかし，その情報を過信してしまうと判断を誤ることがあることは知っておかなければならない．なぜなら，それらのサインはあくまでも相対的な傾向であって，絶対的なものではなく，後の時代に否定される可能性が皆無でもないという曖昧さを含んでいるからである．言葉を用いて描画について述べるには，このような限界ないし危険が伴うことを知っておくべきである．

過去に報告された性格のサインおよび病的サインについて，簡単に記載する．

① 内向的性格と結びつきやすいサイン
→ とても小さな木，丸まって閉じた根元，用紙の左側に書かれた木，茂みや葉がない木，完全に閉じられた茂み，鉢植えの木，単線の枝
② 外向的性格と結びつきやすいサイン
→ 大きな木，豊かな茂み，大きく外に広がった樹冠の縁，太く大きな幹，樹冠部や木の周囲にみられるさまざまな事物の存在
③ 未熟さの結びつきやすいサイン
→ 根元まで茂みとして表現される木，繰り返しパターン，単線の枝，S型の幹あるいは擬人的で人間のように見える木．
④ 知的発達障害に結びつきやすいサイン
→ 単線の枝，錐体型の幹，二本線だけの枝など現実から乖離した年齢にそぐわない描画が常同的に行われるなど．
⑤ 不安と結びつきやすいサイン
→ 濃い陰影，強すぎる筆圧あるいは殴り書き，葉が密生した木，葉のない枝，用紙の左側に位置する木，小さな木など．葉の輪郭線が接するほど密集させている場合は，安心を得よ

JCOPY 498-14547

うと安定した場所やサポートを求めているサインだとする説
がある.

⑥ 抑うつ傾向と結びつきやすいサイン
→ 根元の陰影が横線で描かれた木, 乱雑に描かれた樹冠, 不
連続に描き重ねられた描線が樹冠の中で交叉あるいは衝突し
ている木, しだれ柳, 下方に下がる木.

⑦ 衝動性と結びつきやすいサイン
→ 管状の枝, 矢のように鋭く対称的に描かれた高い筆圧の殴
り書きや濃い陰影.

⑧ 攻撃性と結びつきやすいサイン
→ 鋭い鋭角的な描き方, たとえば尖った葉や鋭い枝, 管状の
枝, 太く盛り上がった多数の根, 殴り書きのギザギザした描
線, ごつごつした樹皮, 黒い幹, 縞模様の幹, 濃い陰影な
ど. 攻撃性のある被験者は "金のなる木" は描かないが, ク
リスマスツリーは攻撃的で自己愛が強い被験者に多い.

⑨ 受動性と結びつきやすいサイン
→ 細く, 貧弱な線. 平たく, 渦巻状に両側に垂れ下がる樹冠
部, 隙間だらけで交叉している枝, 垂れ下がる枝

⑩ 社会的葛藤と結びつきやすいサイン
→ 速く描かれた, 不連続でギザギザした描線, 木から離れす
ぎている地面のライン, 幹の表面のギザギザした線, 細い単
線の枝, 葉や実が落ちている木など.

⑪ 個人的葛藤と結びつきやすいサイン
→ 弱弱しく, 不連続な描線, 地面の欠如あるいは下降する地
面. 根元が広がり切り取られた枝を伴う幹, 樹皮の左側に描
かれた陰影, 空虚な樹冠内部, 捻じ曲がった枝など.

⑫ 性的問題と結びつきやすいサイン
→ 大きく末端が尖った根, 黒く濃い陰影と殴り書きの描線で
描かれたねじれた根のような男性性器を思わせるもの, 草む

JCOPY 498-14547

らで覆われた木の根もとや木の根元の陰影など，あるいは鉢
植えの木や交叉した管状の枝など

⑬ 神経症・精神病と結びつきやすいサイン
　→ 小さな木，大きすぎる木，何度も書き加えられた殴り書き
　　の描線，濃い陰影，木とは思えない子どもっぽい形態の木，
　　巨大で重々しく垂れ下がった樹冠，幹の強調，大きく広がる
　　根，二分割された幹，葉のない交叉した枝など．

⑭ 不安神経症と結びつきやすいサイン
　→ 木の構造の歪み，木全体のバランスの歪み，幹の根元が根
　　と分離している木，根元の描線から地面のラインが一続きに
　　なっている，木の大きさに比べて大きすぎる根，単線の根，
　　棒のように地面に植えられた幹，波打って伸びすぎた枝，枝
　　の先端が葉や房状になっている．枝が縮んでいる．形のない
　　樹冠部など．
　　　樹冠から切り離された幹，幹と樹冠の間にさまざまな物体
　　が入り込んでいる木は，性的問題を抱えている人や更年期の
　　強迫症的な女性に多いという報告もある．

⑮ 強迫神経症と結びつきやすいサイン
　→ 根の欠如，樹幹が幹の半分以下で小さい，平坦な樹冠，一
　　本線の幹，下方で閉じた幹など．

⑯ ヒステリーと結びつきやすいサイン
　→ 大きすぎる木，短い横線が入った幹，陰影のある幹，花や
　　実は多い木など．用紙からはみ出す大きな木は，自分に注目
　　を集めたい人，自分の価値を確かめたい意図が関与している
　　とする例があるという報告がある．

⑰ うつ病と結びつきやすいサイン
　・うつ状態
　　→ 低い筆圧の描線，点線で描かれ波打つような根，幹の破
　　　損や消失，幹から分離した枝，梢を切り落とされた木，単

JCOPY 498-14547

線の幹，驚くほど小さな木，単線の枝，弱弱しい線で何度
も重ね書きされた黒々しい枝．家の形をした木は，うつ病
や自殺企図を示唆するという報告もある．

・躁状態
　→ 地面のラインの欠如，単線の枝，かなり高い木，高い位
　　置の樹冠，おびただしい数の葉や花や果実，鳥や鼻や実な
　　どがいたるところに付加された木，単線の幹と縦の木な
　　ど．

⑱ 統合失調症やその類縁疾患と結びつきやすいサイン
　→ 長すぎる根，地面のラインの欠如，幹あるいは枝の破損，
　　切り落とされた枝が多い，層状構造の木，木には見えない
　　木，逆立ちした木，逆さまの木，輪郭だけの木，長すぎる小
　　枝，太さが変化しすぎる枝，細く尖った枝，形態の非合理性
　　が目立つ木，常同的に描画され同じ部分が多い木，調和の欠
　　如，大きい木や大きすぎる右側上方に位置する木，電柱のよ
　　うな木，用紙から上端がはみ出した木など．

⑲ 器質性精神病と結びつきやすいサイン
　→ 殴り書きで何度も書き加えられ過ぎた小さな木，樹幹内部
　　に十字形が見られる，ちぐはぐなものの寄せ集めのようで木
　　には見えない，常同的な描画．

⑳ てんかんと結びつきやすいサイン
　→ 幹や枝に濃い陰影，高い筆圧での帯状の描線，枝の先端が
　　棍棒状などのいびつになっている木，木の芽や果実はない
　　木，衝動性を示唆する描画の変化．

㉑ 妄想と結びつきやすいサイン
　→ 幹が広がって根から木の先端に向かって広がる木，電柱の
　　ような木，有刺鉄線が張られている木，攻撃性を感じさせる
　　黒く縮こまった陰影を施した木，用紙の上端からはみ出した
　　幹，余計な付属物がたくさん付いた木など．

㉒ アルコール依存と結びつきやすいサイン
→ 鉢植えの木，茂みの中の交叉する枝や根のように性的問題に共通するもの，震える描線，細く低い筆圧で不連続な描線，濃い陰影や樹冠内部の円など．

㉓ 薬物依存と結びつきやすいサイン
→ 震える描線，何度も書き加えられた描線，殴り書きの描線，濃い陰影．あるいは，鉢植えの木，しだれ柳，誇張された大きな茂みなど性的問題を思わせる表現．

㉔ 活動性と結びつきやすいサイン
→ 描線の筆圧，描画速度，量感のある幹，傷のない樹皮，まっすぐな幹，太い枝あるいは内部がアーケード型になった樹冠など．

㉕ 空想癖と結びつきやすいサイン
→ 曲線が多い描線，陰影が施された樹冠で果実や花や風景なども加わっているなど．

㉖ 自己中心性と結びつきやすいサイン
→ 盛り上がった丘のような形の地面，地面のラインで根元が丸まっている木，求心的な動きがある樹冠や雲形に分かれた樹冠などやクリスマスツリー．

㉗ 認知症と結びつきやすいサイン
→ 地面のラインがないことが多い，小さな木で極めて常同的で描線があまり多くない．4〜5歳レベルの早発指標が認められることが多い．細く震え不連続な描線，折れ曲がった幹や歪な幹など．

㉘ 行動障害と結びつきやすいサイン
→ 樹冠部よりも強調された幹や根がある木，細すぎる調和に欠けた未完成な木などが報告されている．他人の影響を受けて問題行動を起こす傾向がある者は，金のなる木を書くこともある．

JCOPY 498-14547

㉙ 性倒錯，同性愛あるいは性的虐待と結びつきやすいサイン
  → しだれ柳，葉脈のみえる葉，さまざまな性的象徴，せり出
    した太くて黒い根などがよく報告されている．低い筆圧で丸
    みを帯びた幹と樹冠の区別がはっきりしない木は受身的でホ
    モセクシャルな人，あるいは，やや気弱で神経質な男性の描
    画にしばしば見られるという報告がある．幹から離れて左側
    に枝分かれする絵がのある描画は性的欲望の強い男性に多い
    傾向があるという報告もある．

⑧ 所見を記載する．
    所見は，観察・検討した内容を以下の３つの領域に分類して
  記載する．つまり，上記の①～④も参考にして，早発型の指標や
  ⑤，⑥，⑦で分析できたことを以下の３つに区別した記載をす
  る．描画後の問診も参考にしてよい．

❶ 感情・情緒領域
    ・感情や情緒の状態，自己評価にかかわる所見
    情緒のコントロール，安定性，自立心，自尊感情，依存心，
    外向的，内向的，抑うつ感情，不安感，不全感，性的問題，
    暴力性，衝動性など．
❷ 社会的領域
    ・対人関係，社会的適応力にかかわる所見
    コミュニケーション能力，社交性，対人関係の関する態度や
    困難さ，影響の受けやすさ，臆病さなど．
❸ 知的領域
    ・知的能力にかかわる所見
    発達の遅れが疑われるかどうか，集中力の欠如はあるか，注
    意力など．
    なお，これらの所見の解釈にあたっては，バウムテスト単独で
  診断するなど結論を慌てて出すのではなく，被験者をより理解で

きるように，バウムテストや他のさまざまな心理学的検査の情報などをつき合わせて多方面から検討を行わなくてはならない.

## (2) 描画テスト (HTPP 法)

Buck は描画テストにクレヨンを使用し，成人の知能水準の測定にも用いるが，わが国発祥の描画テスト HTPP 法ではクレヨンは使用せず，成人の知能水準の測定に描画テストは用いない.HTPP 法は 4枚の絵の分析から被験者のパーソナリティーの多くの側面を理解しようとする検査で通常はある.小児科や児童精神科などの現場では通常は個別式検査法であるが，集団実施も可能である.

樹木画（バウム）は，最も抵抗なく描ける課題画であると考えられており，パーソナリティーの比較的深層にある心的外傷となる過去の経験，あるいは，本人が認めたくない否定的な感情を表すことがあるとされ，バウムテストなどと共通の解釈がしばしば行われる.

家の画は，対人関係を投影することもあるとされるが，むしろ被験者が育った家庭や家族関係あるいは環境を投影することが多いと思われる.

人物画には意識されない部分を含めた自己像や自己に影響を与えた人物像あるいは人に対する一般的な認知，対人関係の持ち方などが投影されるといわれ，異性像は異性との関係も投影されると考えられている.

● 実施の方法
・用具
　　HB または B〜2B の鉛筆 2〜3 本，消しゴム，白い紙 4 枚.
　　紙は，裏側に名前，ID 番号，生年月日，年齢，検査実施日を記入できる欄と 1〜4 までの番号を印字しておく.他の文具は使用しないので，机の上には置かないことが必要である.
・実施場所
　　明るく静かな部屋で，人が出入りせず，木や家屋など外の風景

JCOPY 498-14547

が見えないように机や椅子を配置する.

・検査実施前

　　被験者と検者との間にラポール（信頼関係）が形成できてから検査を行う．被験者が緊張することなく，自然に描画できる場面を提供しなければならない．テストの目的を被験者に理解できる表現で説明することも忘れてはならない.

・教示と描画の開始

　　被験者の緊張が解けたと判断した時点で教示を始める．教示内容は「今から，絵を描いてもらいます．絵が上手か下手かを調べるのではありませんから，安心して気楽に絵を描いてください．でも，いい加減に描くのではなく，できるだけ丁寧に思ったとおりに描いてください」というものである．被験者が幼い場合には，その年齢に合わせた表現に変更したほうが，本来の描画が得られることが多く，望ましいと考える.

・家の描画

　　被験者が描画することに同意したと判断できれば，次に「全部で4枚の白い紙に1つずつ絵を描いてください．ここに鉛筆と消しゴムがありますから，使ってください．時間はいくらかかっても構いません．好きなだけ時間を使って丁寧に描いてください」と言って1枚の紙を被験者の前に横向きに置き，「この紙に家の絵を描いてください」と言い，被験者が描きはじめたら，その手順や態度，おおまかな所要時間を被験者が気にしないようにさりげなく観察，記録しておく.

・木の描画

　　家の描画が終わったら，2枚目の白い紙を被験者の前に縦向きに置いてから「今度は木を1本，描いてください」と教示し，描画を促す．被験者に慌てる様子があれば，どの画の場合も，「時間はたっぷりありますから，大丈夫ですよ」と励ますことが必要である.

・人物の描画

3枚目の白い紙も被験者の前に縦向きに置き，「次は，人の絵を描いてください．頭の先から足の先まで全身を描いてくださいね」と教示して描画を促す．描画が終わると，その人物画の性別を質問する．被験者が回答した性別をその紙の裏側に記載し，4枚目の白い紙を被験者の前に縦向きに置き，「それでは最後に（3枚目とは逆の性を描かせるので）女の人（あるいは男の人）の絵を描いてください．やっぱり，頭の先から足の先まで全身を描いてくださいね」と教示して描画を促す．

・描き終わり

4枚目が完成したら，「絵を描いてもらってありがとう．お疲れ様でした」と労をねぎらって鉛筆と消しゴムをかたづける（最初の画を男性でも女性でもないと回答する被験者では，「今度は男性か女性かどちらかの絵を描いてください」と教示し，さらに5枚目にその反対の性の人物像を描くように求める）．

・行動観察

家や木，あるいは人物について"どんな風に描くのか"あるいは"どう描くのか？"などと質問する被験者には，「あなたの好きなように描いてください」と答える．"簡単でいいのですか？""適当でいいですか"などの質問には「できるだけ丁寧に描いてください」と答える．質問やその受け答えの態度，描画する様子なども被験者に気づかれないようにさりげなく記録しておく．

※ 集団で実施する場合には，「他の人の絵を見ないでください．丁寧にしっかり描いてください」と念を押しておくことが必要である．

● 描画後の対話（PDD: Post Drawing Dialogue）

描かれた画をより正確に理解し分析を行うために，描画後に被験者

JCOPY 498-14547

と完成した画について対話を行うことが大切だとされている．Buck
は合計 60 個の詳細な質問を行う方法をとっているが，被験者が疲れ
てしまうことを考慮すると，これは多すぎる質問であると思われる．
それぞれの画について「この絵について，あなたが感じたこと，思っ
たことを話してくれませんか？」と尋ね，被験者の話を手がかりに対
話を進める．また，回答がない場合に備えて簡単な質問を用意してお
く．

- 「家」この家は，どんな人の家ですか？
  - この家は，どんな場所にありますか？
  - この家には何人の人が住んでいますか？
- 「木」この木は，なんという名前の木ですか？
  - この木は，どんな場所にある木ですか？
- 「人」男女，それぞれの絵について質問する．
  - 何歳ぐらいの人ですか？
  - この人は，どんな性格の人ですか？

バウムテストや統合型描画テストと同じく，HTPP 描画テストでも
被験者が描画を契機に自由連想的に語りを聞かせてくれることがあ
り，それが治療や心理的支援となる場合が少なくない．

● 解釈

## (A) 描画テストの解釈に際して

小児の描画は，1 歳から 3 歳頃までの書きなぐりの時期である掻画
期，形にはまった抽象的な絵を描く 3 歳頃から 8 歳頃までの図式画
期，客観的で写実的な絵を描くようになる 8 歳以降の写実画期へと
発達する．年齢が長じるに従って人体などの対象を理解する能力や描
く能力が発達することに着目した知能検査の一つが，グッドイナフ人
物画知能検査である．しかし，HTPP 法で描かれた画は，日本の大学
生を対象とした職業適性知能検査得点と Buck が言う HTP 知能得点
に関連性がないことが示され，12 〜 13 歳で描画の発達は成人レベル
に達すると考える研究者もいることから，わが国では HTPP 描画

テストを青年期以降の知能検査として考えないことが一般的である．これは，バウムテストと同じであると考えてよい．

　ボーランダーは，樹木画が描かれる紙の上下左右中央など各部分の位置は，その描いた人の心理学的な領域に関連しているという説を立てた．つまり，幼児期などの過去，現在の環境，描いた時の感情を表す領域が紙面上に投影されると考えた．同じような心理学的空間の概念は，バウムテストで知られるコッホの空間図式が知られており，日本でも舞台は向かって左側が上手，右側が下手であるように，いろいろな国のいろいろな民族は共通して向かって左側を物事が始まる場所であると心理的にとらえると考えられている．紙面の上下左右，中央に加え，左右への斜め方向にも意味づけを行った空間図式を唱えたグリュンヴァルトの学説も有名である．

　また，人は言語によるコミュニケーションだけではなく，非言語的なコミュニケーションをしており，その一つである描画による図示的コミュニケーションの象徴性を理解するには，精神分析学，人類学，発達心理学，精神病理学，行動発達学，パーソナリティー理論などさまざまな分野の知識を習得し，神話や伝説，芸術作品に親しむなど普遍的な象徴的意味を理解する必要がある．しかし，他の心理検査と同様に，描画テスト単独で被験者に関する判断を下すのではなく，他のさまざまな検査や被験者に関する情報から，総合的な解釈と判断を考察することが大切である．

## (B) HTTP 描画テストの解釈の手順

### ① 全体的評価

　描かれたすべての画を細部にこだわらずに全体的に鑑賞し，そこから得られる印象を客観的に記録する．「被験者は何を感じ，何を考えながらこの絵を描き，この絵に何を表現しようとしたのか，何を訴え伝えようとしているのか」を想像することは大切であるが，必ずしも簡単には理解できない．そこで，以下のような点に着目して画を眺める．

JCOPY 498-14547

- 力強さを感じるか，無気力な印象を感じるか
- 全体的に調和的であるか，それとも不調和があるか（自然な感じか，不自然か）
- 好意的〜友好的な，敵意を感じるか否か
- 常同的なものを感じるか，どうか
- 明るい印象か，暗い印象か

など，1枚ずつを観るだけではなく，4枚全体を通しての印象をこれらの点を参考に鑑賞する．

## ② 形式分析と内容分析

形式分析とは，描画の仕方や様式を検討することである．具体的には，描画時間，描画された絵のサイズ，描かれた位置，筆圧やライン（描線）の性状，対称性，視点（パースペクティブ）あるいはどのような態度で描いたか，などとの課題にも共通の分析である．

内容分析とは，「どの課題の絵をどう描き，何を描いたか」という視点で絵の内容やそこに示唆される心理的な問題を示す目印となる特徴（指標，サイン）を検討することである．木の課題に関しては，バウムテストと共通する解釈も少なくない．

描画された絵が，自己とかかわる像なのか，被験者にとって重要な人物とかかわる像なのか，一般的な人にかかわる像なのかを検討し，それが過去，現在，未来のいずれのものなのであるか，現実像なのか，それとも理想像や不安像なのか，その現実や理想，あるいは不安が身体的側面についてのものなのか，あるいは心理的側面についてのものなのか，それが被験者に意識されているものなのか，無意識にあるものなのかを検討しなければならない．

## (C) 形式分析の要点

## ① 検査実施時の行動と所要時間

一般的には1枚につき10〜20分であるが，30分以上かかる課題は，その課題が被験者にとって特別な意味があることが多いと言われている．

描き順が関連性を持った順か，無計画で混乱した描き順かは，心理的な安定性が高いか，乱れているか，不安や興奮があるか，を考えるヒントになる．

　消したり描いたり，曖昧にしたりすることを反復する場合，その部分に関連した葛藤がある可能性や自信のなさ，強い不安，高い欲求水準，強迫傾向を示唆することがあるとされている．消しゴムを使わずに，新しく書き直す，間違った部分に×をつけて上から描きなおす，用紙の裏に描く，などの行動は反抗性，攻撃性，自信欠如などを示しやすいと考えられている．

② 用紙の使い方・サイズ・バランス

　用紙の3分の2以上を使った絵を大きいサイズ，9分の1より小さいサイズ，9分の1より大きく3分の1より小さいものを小さめのサイズ，3分の1から3分の2までを大きめのサイズとし，後の2つを普通のサイズとする．一般的には，家と人は大きめのサイズで描かれ，木は大きいサイズで描かれる傾向がある．成人では男性よりも女性をやや小さく描く傾向があるとの報告がある．サイズは，自尊心，自己拡大の欲求，活動性，感情の状態，環境とのかかわり方，両親との関係，権威像への態度などを示す．サイズが大きすぎるのは，自己顕示欲の強さを示唆するほか，状況を把握できない，環境に対する緊張が強い，怒りっぽい，などの心理的特徴と関連性があると考えられる．ただし，思春期〜青年期は大きく描かれる傾向が一般的に認められ，大きさについて過大評価してはいけない．

　課題が描かれる用紙上の位置は，上下，左右，中央のどこかを検討する．用紙の中心にこだわった描き方は，不安定感が強い人に多く，自己中心的な人，考え方が固定的で環境を客観視できない人に多い．用紙の上は，観念や空想の世界を示し，下は現実を示すと考えられている．どのような観念，空想，現実性なのかを判断するには，描かれた絵の大きさ，筆圧，描線の太さなどを検討する必要がある．

　用紙を検査者が被験者の前に縦置きや横置きで示すが，その方向を

自ら変更して描く被験者は，自分のいる環境への不満，外界や権威に対する反抗的態度，反感，攻撃傾向，固執傾向などを示すことが多いとされる．

　用紙から絵がはみ出して描かれる場合，攻撃性が示唆される場合もあれば，自己誇大や妄想などがある場合もある．また，用紙の下端で絵の一部が切れるのは衝動や欲求の抑制，あるいは，他者からの支持を求めることを示すとされる．上方で途切れるのは，現実に満足できない，空想傾向，強い知的達成欲などを示す場合もある．左側が切れる場合，過去への固執，女性性の影響を受けている，感情的である，依存的である，などが示唆される．右側で切れる場合，過去を切り捨てている，未来志向傾向が強い，男性性の影響を受けている，知的統制が強い，外向的傾向がある，などが示唆される．

　絵としての全体的なバランスを観察することは大切である．バランスを欠く描画は，不器用さ，不注意，不安定，気分の高揚あるいは興奮や怒りを示すことが少なくない．あるべき左右の対称性が失われている場合は，人格の統合性を失っている場合，自己の行動を統制できない，過活動性や軽度の躁状態がある，もしくは気質的な脳・神経疾患が疑われることがある．対称性にこだわる描画をする被験者は強迫的であったり，感情を抑制しようとしたり，他人との心理的距離を大きく開けたい人にみられるとされている．

③ パース・筆圧・陰影

　描画における視点，遠近感の出し方を総合してパースペクティブと表現されるが，上から目線，下から目線のいずれで描いているか，と考えると理解しやすい．大きな距離感のある描画は，現在の環境や自分の状況になじめず，それらに適応するために自分の欲求を否定しようと努力しているケースがあると言われている．下から描画対象を見上げるように描く下から目線の描画は，自分が家族や周囲から拒否された感情や引きこもろうとする欲求を示しているとの報告がある．下を見下ろすように対象を捉える上から目線による描画は，家庭を拒否

する傾向, あるいは, 家庭を肯定し賛美する一般的な考え方を否定する傾向を示す, あるいは, 家庭による自己の行動や情緒的活動の制限を無視しようとする傾向を示すとの報告がある.

　児童, 特に低学年では, 人物画を正面向きに描くことが多く, それは特に意味をなさないか, むしろ, 率直さを示すと考えられている. 思春期〜青年期以降になると, 女性は正面向きが多くなるが, 男性ではそれが減る傾向にある.

　ライン (描線, ストローク) がほどほどの筆圧と適度な長さで描かれている場合, 情緒が安定し, 適切な行動をする傾向が示されていると言える. ていねいに丸みのある曲線が描かれていることは, フレキシブルな思考ができることを示唆する. 不正確もしくは雑な曲線は, 自己主張を好む傾向, 高い活動性, 慣習を無視する傾向を示唆する. 角張ったラインは, 不安, 衝動性, 攻撃性, 敵意を示唆する. 短いラインが多いことは, 自信のなさ, 持久力のなさ, 些細なことに対するこだわり, などを示唆するとされている. 点線のようなラインは, 他者からの影響を受けやすいこと, 無力感や自己不確実感が強いこと, 不安や小心さを示唆する.

　筆圧の変化が目立つ場合, 衝動性, 情緒不安定, 欲求不満への耐性の欠如を示唆する. 高い筆圧は, 心的エネルギーが高いこと, 自尊心が強いこと, 自己主張ができること, 活動性が高いことや支配欲が強いこと, 敵意などを示す. 低い筆圧は, 心的エネルギーの低さ, 自信のなさ, 無気力, 不安, 小心さ, 自己抑制, 自己不確実, 抑うつ気分などを示す.

　陰影は, 強弱によって判断することが多い. 薄い陰影は, 不安や自信のなさ, 他人の影響を受けやすい傾向, 抑うつ気分, 従属性などを示唆すると言われており, 黒い濃い陰影が目立つ黒い絵は, 自己防衛, 緊張感, 他者への拒否, 攻撃性ないし敵意などを示す傾向があると言われている. さらに, 課題によって, さまざまな意味をもつ特徴 (サイン) があるとされており, 木については, バウムテスト (樹木画

JCOPY 498-14547

テスト）で既述したとおりである．

(D) 内容分析の要点

　形式分析と一緒に行う部分が少なくないことを理解する必要があるが，ここでは，それぞれの絵に表れるサイン（指標）となる特徴について述べる．ただし，サインだけで結論づけてはならず，描画後の対話や被験者に関するさまざまな情報や他の心理検査も加味して判断しなければならない．

① 家の絵

ⓐ 全体像

　どのような家が描かれたのかは，描画後の対話である程度は確認できる．それが，被験者の言葉通りなのか，別の何かの意味をもつのかどうか，内容分析を行う．

　窓やドア・扉のある家屋の絵を描く人は 80 ％以上おり，煙突を描く人は 20 ％には達しないとされている．多くは屋根から描き始めるが，地面や壁の下方などから描き始める被験者には，自主性の欠如，強い不安感，依存性，強迫傾向が見られるとされる．特定の部分を他より丁寧に描く，時間をかけて描く，などの場合には，その部分に心理的な意味が隠されている可能性がある．また，特定の部分を明らかに奇妙な形状に描いたり，奇妙な態度で描いたりすることも同様である．逆に他の部分に比べて簡素に描きすぎる，省略してしまう，などはその部分に対する否定的ないし軽視する感情や拒否的感情が隠されていることがある．

ⓑ屋根

　家屋，あるいは家と言っても，一般的な民家とは限らず，商店であったり，アパートであったり，さまざまな主題で描かれる．日本人の約 80 ％は和風の住宅を描くとされる報告は 1974 年にあるが，今後は環境の変化により，洋風の住宅が増えてくる可能性も考えられる．また，被験者の生活環境によって影響されることもあり得る．住宅ではない絵が描かれた場合は，描画後の対話による絵の内容の理解

と検討が必要不可欠となる.

　屋根が大きすぎる家屋は，現実逃避や現実拒否，感情の抑制や空想癖，人間関係を回避する，などとの結びつきがあると考えられる．屋根が壁になっている家は空想世界に暮らし現実をみていないことを示すとされる．屋根や屋根に関する成人での解釈は他にもさまざまな解釈があるが，必ずしも小児には当てはまらないと思われる．

ⓒ　壁

　外界と家の中を隔てる壁は，自我の強さを表すと考えられる．汚れたり，崩れたりする壁は，家庭崩壊や自我の崩壊を感じている被験者にみられることがある．壁の輪郭線の強調は，外界から家庭や自我を防衛しようという意識の表出であり，筆圧の低い壁の輪郭線は，外界からの影響に受動的になっている，無力感をもっていることの現れであると考えられる例がある．同様に，家の基線になる壁の下方の線の筆圧は，家庭や自我の磐石さを示す．地面との境界がなく，浮いたように見える家は，家庭の不安定さを感じている被験者や自我あるいは自分と現実の関係が明瞭ではない不安をもつ例があると考えられている．

ⓓ　被験者の年齢についての注意

　小児では，屋根や壁が透明化して家の内部が見えるような絵を描くことがあるが，現実と想像の区別が明確ではない子ども時代にはしばしばみられる自由な絵であると解釈でき，異常ではない．しかし，思春期〜青年期の被験者，あるいは成人がそのような透明性のある絵を書く場合は，現実を検討する能力や批判力がない，自己と外界の区別がなく自己概念に欠けることを示唆する．

　壁同士のつながり，結合が適切ではない場合，衝動的傾向がある，薬物の影響がある，などの問題のほか，器質的疾患がある被験者も考えられる．

　また，一つの壁と直角に結合する二つの壁が，結合する壁と一緒に三枚の壁に結合するという現実にはあり得ない家屋は，発達期にある

JCOPY　498-14547

子ども，特に幼児ではしばしば見られる．そのような壁が青年期や成人に見られる場合，知的障害や器質的疾患の存在が疑われる．多くの人は立体感のある家の絵を描くために二つの壁のある家を描くが，正面から見た一つだけの壁がある家を描く被験者もいる．幼児では，特に問題があるわけではないが，学童以上では家庭その他での人間関係や自我を認められる，あるいは受け入れられる自己の姿を維持したいと考えていることが多いとされている．しかし，他のサイン（指標）や被験者に関するさまざまな情報から検討すると，理想的な家庭や自己を描いている場合もある．テレビ漫画「サザエさん」のエンディングテーマが流れるアニメーションに描かれている壁が一つしかない高床式の家屋は，理想の家庭をイメージしたものだといえるだろう．

ⓔ 扉・窓

扉（ドア）は，成人男性で約18%，成人女性で約10%と描かれないことが多く，幼児の絵では珍しい現象ではない．思春期あるいは年長児以上では，対人関係に慎重な被験者は扉を描かない，あるいは，小さな扉を描く，などが考えられる．閉じられた扉は意味をもたないこともあるが，開かれた扉は社交性が高いことを示そうとする意図がある，あるいは，外部に救いを求めていることもあるとされる．しかし，露出傾向がある，他人に侵入されるという被害者意識がある，などと解釈される例もあるとされる．扉を最後に描く，扉を簡略化して描く，といった被験者は対人関係を好まない，現実社会から引きこもろうとする傾向がある，などと解釈する考え方もある．

窓は，外界や他者との受動的な接触の仕方を象徴すると考えられており，窓を描かない成人は男女とも5%未満であり，扉を描かない場合よりも窓を描かない被験者は，より問題があると考えられている．窓を描かない人は扉を描かない人よりも環境適応がうまくできず，外界への関心が欠如し，引きこもりが強いと考えられることが少なくないとされる．窓や煙突の描き方にさまざまな性格や性的な問題を関連付ける研究者もいるが，日本人では小児から成人まで，これといった

傾向があるようには思えない．煙突は，日本の小児では単独で性格や家族との関係性を考えることが可能なサインはないと思われる．煙突と男性性器の結びつきは皆無ではないにせよ，子どもでは単独での意味づけは慎重でなければならないだろう．

ⓕ 外観・装飾

　家の周りに垣根や塀をめぐらす場合，外界と家庭，自我を隔絶させる，あるいは，外界からの防衛する，という意図が示されている．特に，出入り口の扉を閉めた形状の塀を描いた家の絵は，外界からの刺激の遮断を意味し，閉鎖的で人間関係を拒絶することを表出するものである．塀や垣根，扉の素材の強度が，閉鎖性の強度に関連するという見方も多くの研究者に支持されている．

　雨どいや屋根のひさしは，大きすぎるものや高い筆圧で描かれるなど強調して表現されている場合は，外界への警戒心や猜疑心が強いことを意味すると考えられ，少年院に収容された経験のある若者は同じ年代の一般の者よりも，この指標（サイン）が多く描画される傾向があるといわれている．また，雨どいは，通常ではない変形や強調が施されている場合，男性性器や夜尿への不安を示す場合がある．

　家の周りの茂みや花などの装飾は，小児では子どもらしさの現れであると考えられるものの，大きな茂みは自我を遮蔽する道具である可能性は年齢に関係なくありうる．思春期以降になると，花などの装飾は自分を良く見せるための道具としての意味づけがあることが多い．小さな子どもがよく描くようなチューリップやヒナギクやツクシなどを青年期以降の成人が描けば，自己讃美傾向や空想癖と結びやすく，その傾向が強い場合には池や魚や犬小屋まで描かれる場合がある．家の前の道や庭の敷石などは，それがバランスの取れたものであれば，社交性もバランスが良いといえる．しかし，長すぎる道や狭すぎる道，曲がりくねった道や多すぎる敷石や大きな石は社交性の悪さ，外界との心理的遮断や拒否を示すことが少なくない．敷石は位置に関係なく常同的に描かれることは子どもでは正常でもみられることがある

JCOPY 498-14547

が，年長児やそれ以上になると強迫傾向や強い不安，あるいは知的障害や精神障害の存在を示すことがある．

　部屋の中が窓を通して透見できる場合，その部屋が被験者にとって親しみがある，あるいはその部屋に住む人物が重要な人物である，その部屋での経験や人間関係が重要な意味をもつ，などが考えられる場合がある．そのどれなのか，拒否的なものか，好意的なものなのかを判定するには，描画時の態度の観察や描画後の対話の中で明らかにする方法が有用である．他にもインターフォンや表札など家の付属物がアンバランスに描かれていたり，不自然な表現がなされている場合は，描画後の対話でたしかめておく必要がある．

② 樹木画

　描画テストにおいて，樹木画が描くことに最も抵抗感が少ないとされる．抵抗感が少ないことを理由に，無意識のうちにイメージできるようになった過去に最も共感した樹木を描くことが多い，描かれた絵はパーソナリティーの深層を反映しやすいという理論がしばしば展開される．

　しかし，絵画には多義性があり，いろいろな意味合いが複雑に絡み合うことが多いとの考え方もあり，樹木画の解釈に際しても，描画後の対話や他の心理検査をはじめとする被験者に関するさまざまな情報を総合して分析しなくてはならない．

ⓐ全体像

　樹木画は，根，幹，枝，葉で構成され，これらがどのように描かれているかを分析するのが基本である．また，樹冠や茂みの輪郭線だけを描いて，枝や葉を省略する人も少なくなく，省略したことを理由に異常があるとは言えない．また，その樹冠や茂みもいろいろな描き方があり，バウムテスト同様に描画テストの分析対象となる．描画テストでも家，木，人のどの絵であっても部分を分析するだけではなく，全体像を観ることも大切であることに変わりはない．ここでは，HTPPテストとしての樹木画の解釈の基本について，要点を簡単にま

とめるが，他の描画を行うテストと同じ面と異なる面がありうる．

　多くの被験者は，木の種類を意識して描くことはしない．描画後の対話で木の種類を質問すると，木の品種ではなく，大きな木，小さな木，実がなる木などという回答が多いが，子どもの場合には，りんごの木，みかんの木あるいはモミの木などという答えが返ってくることも少なくない．一般的には，必ずしも木の名前を明らかにする必要はないとされる．

　常緑樹か落葉樹かを子どもに質問しても，質問の意味を理解できない場合もあるため，“一年中緑の葉っぱがある木”なのか“秋になると葉っぱが黄色や赤になって落ち葉になる木なのか”と尋ねることも有用で，そこから子どもの語りを聞くことができる例もある．

　枯れ木が描かれる場合，挫折感や無力感，劣等感，抑うつ気分，罪悪感などを意味する傾向がある．枯れ木は，引きこもり傾向のある人や抑うつ気分ないしうつ傾向の人が描く傾向があるとする文献が多いようである．“どうして枯れてしまったの？”という質問を描画の後，対話として行うと，「大風が吹いたから」，「台風が来たから」などと外力の原因であると答える被験者は，自分の挫折を外界からの理不尽な力によるものであると捉えていることが多く，心的外傷をかかえていたり，他罰的であったりすることがあるとされる．他方，「冬の寒さで枯れた」との回答をするケースでは，春になると回復することを示し，健康な被験者にも多くみられるが，冬の寒さという外的な力の影響を意識している人も多い．ただし，外界のなすがままになっている無力感を持っている場合と，春への自信を持っている場合のいずれもある．枯れ木の1～2枚の葉が残っている絵は，自分の統制力や春への希望があることを示すサイン (指標) であると考えられる．

　切り株を一つだけ描く被験者は少なく，切り株といっしょに“ひこばえ”を描く人は比較的少なくない．“ひこばえ”は，挫折の中から立ち直ろうとする意識の表出であるという解釈をする研究者は少なくない．枯れ木の根元から生えた“ひこばえ”も同様の意味があると考え

JCOPY 498-14547

られている.

ⓑ 幹

　幹は，自我の強度，現実検討能力，現実感覚，パーソナリティの統合を表現される．幹は木の中心として存在し，心的エネルギーの通路であると考えられる．強い筆圧で太く大きく描かれた幹は，自信に満ちた高い心的エネルギーを持っていることを示すが，理性より感情に走りやすい傾向を示すこともあり，支配的・攻撃的な場合もありうるという解釈をする研究者も少なくない.

　幹に傷がある場合には，ストレスや心的外傷を示す場合がある．細い幹は，劣等感，無力感，自信のなさ，抑うつ感，居心地の悪さ，不適応感などを表すことが多い．著しく蛇行した幹は，挫折や不安，心的外傷を示すことが多いとする意見もある.

　まっすぐな幹は融通が利かない，形が整ったバランスのいい幹は社会性が高い，などという解釈が行われやすい．外界からの圧力を被っているという意識が強い場合には，水平方向に伸びる幹が描かれやすいと言われている．斜め下方に柳の様にうなだれる幹も同様で，無力感，環境への従属をしようとする意識，あるいは現実からの逃避などの意味があると解釈される.

　知性と感情のバランスを欠くと分離した幹として表現されることがあり，線の太さや筆圧の強さで規定される樹皮の状態は，外界や他人との自我の境界を示すとされる.

　幹の傷や“うろ”，節穴は心的外傷を示すことが多いとされるが，それらを使って性的な意味を示す表現をする被験者もいる．それは，単なる性への興味のこともあれば，性的虐待を意味することもある.

　幹が感情を示すことが多いのに対し，樹冠は理性や知性，思考の働きを意味することが多いとする説がある．青年が幼児の描くような樹冠を描けば，精神的な未熟性や退行を示すと考えられる.

ⓒ 根

　根は，木全体へのエネルギーを供給し，大地に根付いて木を支える

JCOPY 498-14547

部分である．つまり，根は心のエネルギーのあり様を示すと考えられ，時には性的な意味を持つこともある．水平線などの地面を示す線がしばしば描かれるが，過度に強調された地面は不安感が強い場合や依存欲求が強い場合に多く観られるとされる．地面が根の延長線として描かれる場合は，被験者が心のバランスを維持する努力していることを示すとされるが，異論も多い．

ⓓ 外観など

　枝の状態は，パーソナリティーを示すとされる．描線の太さ，筆圧の高さが，その解釈のための視点，指標として着目されることが多いのは，バウムテストと同様である．左右対称の枝を描く場合，可塑性（フレキシビリティー）のない硬いパーソナリティーで視野が狭く，自己表現に欠け，外界や他者との交流が不適切である，強迫的な傾向があると解釈されることが多い．支柱のある木は，自信のなさの表れ，不安が強い，自主性の欠如を表出していると解釈される．葉，花，実がたくさん描かれた木は，他者から認められたい，自己の本性を隠して飾った自己を他者に見せたい，などの体面への配慮を示すことが多いとされる．葉が多いことは，完全さを求める強迫観念を示すこともある．花が多いのは自己讃美が多いとされるが，子どもの場合には無邪気さを示すだけのことも少なくない．子どもが描く実のなる木は，持続性の欠如や依存性の強さを示すと考えられる場合があり，成人の場合には未成熟，自己の能力の誇示，達成感，子どもへの関心などを示すとされることがある．また，実が落ちていく木は，自分が他者に否定されているという感覚，何かを諦め放棄した経験，敗北感を示すとされる．

　太陽は，権威，特に父親像を示すとされ，父親の影響を多く受けた子どもの絵に多く観られるとされる．月や星は，母性との関連性が指摘されている．自然の風景とともに木を描く被験者は，想像力があるとされるが，現実的，積極的な行動ができない側面がみられることがあると言われている．

JCOPY 498-14547

木の大きさや位置は，家の場合と同じく，不安感，不安定感，自信の強さ，自主性の程度などの影響を受けて変化すると考えられている．バウムテストとほぼ同じであると考えてよいと思われる．

③ 人物画

人物画も，被験者自身を示す場合があれば，被験者にとって重要な人物を示すこともあり，一般的な人を示すこともある．どの場合も，特に被験者と同性の人物像は，被験者自身の心理的あるいは身体的な姿を表出しやすいとされる．

ⓐ 性・全体像

多くの場合，最初に自分と同じ性の人を描く被験者が多いが，青年では異性を先に描く場合がある．これは，恋愛感情あるいは性的な意味があると考えられ，女性に多い傾向があるとされている．逆に幼稚園児では，女児よりも男児が異性像を描くことが多い傾向があり，その理由として子どもたちは母親像を描いている可能性が考えられている．

男性像に比べて女性像が小さく描かれることが多く，その意味は必ずしも明らかではない．ただし，男女の大きさの差が，性的な意味を持つ場合もあると考えられており，性的役割に対する不安や葛藤が現れる可能性を指摘する研究者も少なくない．

漫画的な絵を描く場合，描画テストそのものを拒否している場合もあれば，人間関係に不安を抱いている被験者や，拒否的な心的対応をしている性の人物像だけを漫画的に描く被験者もいる．また，5歳頃までは男女の性的役割が理解されておらず，男性像と女性像の境界が曖昧な被験者は少なくない．青年期以降で男女の差が幼児期のような印象で受け止められる場合には，知的障害や精神障害を考えることも必要となる．

人物が，どんな服を着ているのか，あるいは裸なのか，どんな動作をしているのかに着目する解釈も行われている．きちんとした服装は，社会的に認められたい願望の表出であるとされることは多い．肉

JCOPY 498-14547

体美を意識した人物画は，自己愛（ナルシズム）が強い傾向を示すと考えられる．運動を主題とした描画は高い心的エネルギーを示すと解釈され，その反対に動きに乏しい描画は，心的エネルギー水準が低く，疲労感や無力感，不適応感あるいは依存傾向を示すことが多いとされる．

ⓑ 顔貌・容姿

　顔，目，まつげ，眉毛，口などは，その大きさと形が持つ一般的な印象がそのまま被験者の感情や性格を示す可能性が高いと考えられる．また，女性らしさ，男性らしさに対する態度を示すこともある．まゆげがない人物像は，幼児や低学年の学童を除けば，自己愛傾向や慣習に従わない傾向を示すと考えられることがある．鼻は鋭角に描かれると攻撃性や活動性の高さが考えられ，丸い鼻や三角形の鼻は，幼児性，依存性，無力性などを示すことがあり，鼻孔や小鼻を強調する場合には幼児的攻撃性，欲求不満，怒り，権威への軽蔑などを示すことがあるとされる．口や唇は，そのままコミュニケーションと関連すると言われることが多い．また，唇をていねいに描いた人物画は，感受性，性的関心，依存欲求あるいは自己愛，虚栄心を示すと考えられるが，唇をていねいに描く男性は，性的役割の混乱あるいは女性への同一化，自己愛の強さを示すと言われることが多い．

　子どもは，歯を描くことがあるが，成人では稀である．歯の描画は，攻撃性，冷笑的態度，皮肉な態度，嗜虐性などを示すと言われている．舌の描画は，口唇的性愛，依存欲求を示すとされることがあるが，確実かどうかは不明である．耳は外界からの情報を意味するとされ，耳がない人物画や耳が小さい人物画は，外界への拒否的態度，他者からの批判の無視，外界からの逃避を意味すると考えられることが多い．

　頭髪は，性的な内容や理性などを意味しやすいとされる．整った髪の表現として強調された頭髪は，性的関心，理性，自己愛，自己顕示，考えていることへの不満などを表すと考えられ，空白のままの頭

JCOPY 498-14547

髪は，意欲や活動性の低下，抑うつ気分を示す傾向があると考えられている．乱れた頭髪は，統制力の弱さ，性衝動，男性性の誇示，女性性の軽視などが示されると考える研究者が多い．

ひげは，男性性の強調，女性性の否定，男性的衝動，権力と結び付けられることがあるが，他のサイン（指標）も考えるべきである．丁寧にこぎれいに整えられたひげは，性的欲求の抑制，自己愛を示すことが多いとされる．

あごの描き方は，意思の強さと関係があるとされる．強調されたあごは，支配性，攻撃性，決断力，権力を示し，小さく目立たないあごは無力感，不適応感を示すことが多いとされる．女性像のあごを強調する男性は，女性への依存傾向や従属傾向を示すとされる．

ⓒ 外観・服装など

喉仏，手，指，足，関節，指なども男女の違いを示す表現によって差が付けられる．胴や肩は男女の違いを示し，肩はさらに人間関係の丸さや自信のなさを示す．

乳房や腰の男女の差は，男性と女性の区別に利用され，ボタンやポケット，ネクタイとも関連を持っている．性的に成熟すると男女とも乳房を暗示的に描く傾向があるが，女性の裸体や乳房の明示的な描画は性的関心の強さ，過度の依存性を示すとされる．子どもが乳房を描くことは依存性を示すことが多いが，性的関心を示すことも多い．腰や尻の描画は性的な意味，関心を示すことが多いとされる．

衣服は，社交性に関連した解釈がなされることが多いが，ボタンの強調は依存性，心理的未熟さ，無力感，不適合感を示すことが多いとされる．ポケットはボタンと同じ意味があり，ネクタイが持つ意味は，性的なことに関連するとされる．靴やスカート，ズボンは性的な意味を持つことがある．所持品やアクセサリーは，口にくわえられたものは，幼児性や依存性，口唇的性愛などを意味するとされる．武器は攻撃性を意味し，アクセサリーは性的関心の強さや女性そのものを意味することもあるとされる．

JCOPY 498-14547

## (3) 統合型描画テスト（S-HTP 法）

　　1970 年代から精神科領域で統合失調症患者を中心にさまざまな対象について検討されてきた統合型描画テスト（Synthetic House-Tree-Person technique: S-HTP）は，1980 年代に入って小児の心理を理解されるツールとしての検討が始められ，1990 年代以降は広く利用されるようになった．本稿では，その第一人者である三沢直子の著作を中心に要点をまとめてみた．ただし，評価方法は三沢らの方法とは部分的に異なっている．

● 実施方法

　バウムテストと一部異なる部分があることに注意する．

　・実施場所

　　　小児科外来では個別に行う．

　・用紙

　　　A4 または B5（コピー用紙で可，薄すぎるのはだめ）．

　　　用紙は縦向きに手渡すが，縦向きに描かせる．

　・筆記用具

　　　B か 2B の鉛筆と消しゴム

　・教示方法

　　　以下，教示する．

　　　「紙は横向きに使ってください．画が上手か下手かをみるものではありませんが，できるだけ丁寧にしっかり描いてください．まず，名前と何歳か，何年生か，男の子か女の子を書いて，その裏側に画を描いてください．画には，必ず家と木と人を描いてください．どんな家でもどんな木でもどんな人でもかまいません．この 3 つを描けば，他に好きなものを描いて好きな画を完成してください．時間は決まっていません．好きなだけ時間をかけて，描いてください」．

　・描画後の質問項目（評価の記録の一部として記載する）

　　　・人は誰か

・自分を描かなかった場合，自分はどこにいるのか

・家は誰の家か

・家の中に誰がいるのか

・どういう場面を描いたのか

・その他（理解が困難な部分などについて，何が描かれているのかを聞く）

● 統合型描画テスト（S-HTP）の評価・解釈のための尺度

5歳から18歳を対象者とする尺度として，「統合性」「エネルギー水準」「自信」「内的豊かさ」「社会性」の5つを用いる．各尺度は＋2から−2まで0.5刻みにVisual analog scaleのように評価する．

## （A）統合性

1枚の絵としてのまとまりの完成度を評価する

＋2 「明らかに統合的」全体にまとまった一つの絵として構成されている．

＋1 「やや統合的」全体にまとまった一つの絵だが，一部に不調和がある．

0 「媒介による統合」家，木，人は羅列的だが，地面，山など媒介物による統合が図られている．

−1 「やや羅列的」一部には関連付けがみられるが，全体的には羅列的に描写．

−2 「羅列的」家と木と人が無関係に羅列されている．

統合性は発達と関係があり，学年が上がるほど評価が高くなる傾向がある．

## （B）エネルギー水準

描画サイズや筆圧，描かれている対象物の密度などを考慮した力強さ．

＋2 課題以外の付加物も入れて，画面全体を埋め尽くすように描かれエネルギッシュな印象の画．筆圧も高い．

＋1 画面全体に付加物なども入れて，ほどよく描かれた画．

JCOPY 498-14547

0 画面全体に描かれているが，基本的には課題（家，木，人）のみで，空白部分も多い．

－1 紙面の半分程度しか使っていない画．

－2 紙面のごく一部しか使っていない小さな画．

## (C) 自尊心

木や家との大きさのバランスから見て大きい人物像，人物像の明細化や装飾性などの積極的な表現と，消極的な表現であるあいまいな描写や簡略化などから，自信のなさを評価する．マイナス方向ほど自信がないと判定する．年齢による影響を考慮しないと人物の大きさだけで自尊心が強いと判断し得ることに注意する．

＋2 人物像が他に比べて大きく，しかも過剰に装飾されている画．

＋1 家の大きさに比べ，人物像が過大に描かれた画．

0 家や木に対して人物の大きさがバランスよく描かれた画．

－1 簡略化はされていないが，人が小さく描かれた画．

－2 人が簡略化され，小さく描かれた画．

## (D) 内的豊かさ

課題以外の付加物の有無や全体的な画が持つストーリー性を評価．

＋2 さまざまな付加物が描きこまれ，全体にストーリー性が明らかにある

＋1 付加物かストーリー性のいずれかが認められる

0 課題だけが描かれているが，一つひとつがしっかりと描かれている

－1 課題のみで，一部に簡略化がみられる

－2 課題のみで，多くの簡略化がみられる

## (E) 社会性

人物像の数とその関係性，一緒に行動しているか，建物の中と外など描かれている場所など人に関する描画を中心に評価する．

＋2 明確に描かれた街並みに3人以上の人物がしっかりと描か

れている

　＋1　2人の交流する人物，または交流のない3人が描かれてい
　　　る

　　0　人物が1人で，家に窓とドアが描かれている

　−1　人物が1人で，家に窓かドアが描かれていない

　−2　人物が1人で，現実的な家が描かれていない

## (F) 小括

　これらの尺度は，病的かどうかに直ちに結びつくものではなく，子
どもの心理的プロフィールの一部として理解することが肝要である．
その上で，他の心理検査や日常における実際の子どもの問題点などを
つき合わせて総合的に対象とする子どもを理解するべきである．

　なお，三沢らは，149個の分析項目を設定して検討を行い，攻撃
的，防衛的，妄想的，衝動的，強迫的，不安感，緊張感，美化，内閉
的，奇妙さ，性的，という9つのチェック項目による評定を試みて
いるが，小児では妄想的，不安感，という項目は検討に適さないこと
考察されている．

　画に表現される攻撃性や衝動性は小児の問題行動と関連性が考えら
れる事例があり，美化は被虐待児に認められる事例が目立ち，性的シ
ンボルを連想させる表現には性的虐待の事実がある事例があることか
ら，注目すべきチェック項目であるとされている．

　その他のチェック項目については結論は出ておらず，今後の研究を
待たなければならないだろう．

● 統合型描画テストでわかる現代の子どもの心理的問題点と留意点

## (A) 描画に影響を与える因子と考え方

　バウムテストの項でも述べたように，子どもたちだけではなく，成
人でもどのような画を描くかは，描き手の心理状態だけではなく，そ
の人が属するコミュニティの社会的・文化的影響を多く受ける．同じ
国であっても，時代，環境の違いによっても，それぞれの社会的・文
化的影響を受けるため，同年代の人々が描いた画を比較すると，その

影響による違いが現れることに留意して，描かれた画を解釈しなくてはならない．

　三沢直子によると，1980年代初頭と1990年代の終わりの小学生が描いた統合型描画テストの画を比較すると，以下のような大きな違いがあったという．

　① 攻撃的・破壊的な絵の増加

　② 非現実的な表現の増加

　③ 問題の多様化・両極化

　④ 小さく，温かみのない「家」の増加

　⑤ 棒人間など，簡略化した人間像の増加

　⑥ 小学校高学年での「統合性」の発達の停滞

　これらの変化は，一見すると確かに20世紀末の小学生に心理的な危機が迫っているように見える．実際，学校におけるトラブルメーカーに該当する子どもたちにも多くみられる絵の傾向であるとされている．

　しかし，テレビアニメやゲームのように攻撃的・破壊的な映像が多用される作品が多数あり，SFタッチの非現実的な表現が多用されることが多いことを考えると，病的危機を示す変化であるとは断言し難い．21世紀に入っても，そのような作品が減少することはなく，価値観もますます多様化し，経済的にも貧困層と富裕層の乖離はますます大きくなっており，そのような社会的・文化的環境因子，経済的因子などの影響を考慮した解釈を必要とすることに留意しなくてはならないであろう．

　もちろん，わが国の子どもたちを取り巻く環境が悪化していることは事実であり，その影響を受けて発達に遅れを示す子どもが増えていることも十分に考えられる．

　"小さく，温かみのない「家」の増加"は，経済的利益や個人の趣味などの快楽追及に走り子どもを顧みない養育者の増加を示す可能性が否定できず，また，単身赴任をせざるを得ない父親不在の家庭の増加

を示す可能性もあるだろう．

"棒人間など，簡略化した人間像の増加"は，社会における人と人とのかかわりあいにおける協調性や共感性，コミュニケーションの能力の低下〜欠如を示す個人の増加を示している可能性がある．

## (B) 描画の統合性と考え方

家と木と人を入れた一枚の絵を描く際に，これら3つの要素をまとまりのある一枚の絵として描く能力を判定する指標である「統合性」の発達が，1980年代初頭に比べて1990年代末には小学校3〜4年生以降で停滞していることが，三沢直子により示されたが，その後の検討では，2009年，2010年の大学生が描いた画が1981年の小学校4年生レベルの程度まで成熟度，つまり，「統合性」の発達が停滞していることが示された．

「明らかに統合的」と評価される画を描くためには，人と家と木などの大きさやバランス，配置，関係づけ，などを考慮することが必要である．自分と外界や他者との関係をある程度客観的に把握できる能力が必要であり，自己中心的な世界観から抜け出て，自分と周囲との関係性を意識できることが必要であると考えられることから，この「統合性」の停滞している子どもの増加は，"自己中心的な世界にとどまっていて，自分と他人との関係性が把握できない"子どもたちが増えていることを意味するのではないか，と論じている．

その研究では，統合型描画テストは，最終的な意思決定や言動や感情のコントロールを行う大脳の前頭前野との関連性を検討し，「統合性」の停滞が前頭前野の機能的発達の遅れと関連している可能性があること，脳科学領域の研究から，前頭前野は，豊かで多様な人間環境の中で生育することで発達すると考えられ，現代の子どもたちを取り巻くさまざまな環境因子に問題があることが指摘されている．

三沢はさらに，発達レベルが小学校3年生レベルで停滞しても，周囲のかかわり方や環境次第では，また発達が再開し，同時に上記の①〜⑤の問題も改善することを示す事例を報告しており，その変化を

把握する過程の検討から，心理的な問題をかかえる子どもの対応に統合型描画テストの有用性が示唆されると考えられる．

### (C) 小括

既述したように，この検査法は標準化の途上にあり，保険収載はされていない．しかし，子どもたちとの信頼関係を構築するツール，子どもたちを個別に理解するツールとしての有用性を活用する価値は十分にあり，無償で実施してよいものと考える．

## (4) ロールシャッハ法

ロールシャッハは，10枚の図版一つひとつに対する多数の人の反応を統計学的に処理し，それぞれの形態に対する統計学的に望ましい反応，つまり，多くの正常と考えられる人が答える図版の見え方を「良い形態反応（F＋）」と考え，そうでないものを（F－）と定義した．

阪大法では，図形に適合していれば良形態反応（F＋），不適合ならば不良形態反応（F－）と定義される．クロッパー法の日本版である平口法では，図版に対する反応を優良水準，標準水準，許容水準，不良水準と分類する．このように，一口にロールシャッハ法という名前であっても，検査法としての考え方に大きな差異がある．

エクスナーの包括システムでは，2％以上の人に見られることがある反応を普通反応（O），1〜2％未満にしか見られない反応を稀少反応（u）とする．小児では，稀少反応かどうか定かではない反応でも，検者が被験者である子どもの話から図版の中にそれを見つけられる場合は（u）とし，そうでない答え（反応）をマイナス反応（－）と呼び，解釈に当たっての指標にさまざまな統計学的手法を取り入れられることが少なくない．また，33.3％（3人に1人）以上の被験者に見られる反応をP反応（平凡反応）と呼び，16.7％（6人に1人）以上にみられる反応を準P反応と呼ぶ．

ここでは，小児に対するロールシャッハ法として日本で行われている検査法のうち，もっとも標準的であると筆者が考えている方法に準

JCOPY 498-14547

拠し，私見も交えて記載する．基本的には包括システム用記録用紙を用いて，包括システムの子どもを対象とした変法（日本版こども用包括システム）と筆者が読んでいる方法について述べる．

● 検査対象年齢

ロールシャッハ法は 2 歳児にも実施可能であるとする研究者もあれば，3 歳あるいは 5 歳から可能であるとする研究者もあるが，ロールシャッハ法は図版を示すカードを介して被験者である子どもと検者が言葉によるコミュニケーションが得られる年齢であれば，実施可能であると考えてよい．つまり，被験者の子どもと会話ができ，子どもが自由にその発想を語ってくれる関係を成立させることができれば，幼い被験者でも検査が可能であり，そのような関係が成立しなければ，検査は実施できない．

● 検査の準備

ロールシャッハ検査を行う検査は，前もって子どもと検者が一緒に過ごして他の検査やさまざまな形でのコミュニケーションを通じて子どもが馴染んだ部屋で行うことが望ましい．記録用紙，ロケーションチャート，筆記用具，10 枚の図版カードを子どもの手がとどかない位置に並べて準備を整える．一般的には，多くの子どもは 15 ～ 20 分程度で検査を実施できる．時間を要するのは，その分析と解釈である．

● 検査の実施概要

（A）方法教示

まず，検査を行うためには，その検査の方法を子どもに理解されるように，手順を説明する教示を行う必要がある．前もってバウムテストその他の描画テストを行うなど，いろいろなことを検査者と一緒に行った経験がある子どもは，理解してくれることが多い．

「前は，君にいろいろ絵を描いてもらったけど，今日は君にみてもらいたい絵があるから，見てくれるかな？」などと話を持ちかける．子どもが拒否する態度を示さないことを確認してから，このように

続ける.「先生には, 何の絵なのかよくわからない, ちょっと不思議な絵だけど, 君には何に見えるかな? 実際に絵を見て, 何に見えるのか, 教えてくれるかい?」などと話す. 幼稚園の年長組以上の子どもでは, 多くはこのような教示をして, 一枚ずつ絵を手渡して検査を行う. より小さな子どもでは,「面白い絵があるから, 見せてあげるね. 不思議な絵だよ. 何の絵か, 君にわかるかなぁ?」などと言って, 一枚ずつ手渡して反応をみるとよい. 子どもが回答に困っている様子があれば,「急いで教えてくれなくていいよ, ゆっくり良く見て, 何に見えるか, 教えね」と落ち着かせてやる. どうしても答えが出てこないときは,「じゃ, これは後回しにして, 他のカードにしよう」と笑顔でカードを交換する. 子どもが反応して次々と答えを言っても, 途中でつかえるような場合には, 別のカードを提示して,「続きは後にして, このカードを見てくれるかい?」などと話して, 子どもの気分転換をはかる方がよい.

## (B) 実施時の工夫・注意点

ストップウォッチで時間測定を行うと子どもが気をとられることがあるので, 秒針のある壁時計などを利用して, さりげなく時間を計って記録する. 測定する時間は最初にカードを渡して答えが返ってくるまでの初発反応時間, その後のカードを渡してから答えが返ってくるまでの反応時間である. 回答が得られることが反応があったことであり, 回答数は反応数と同じである. 日本の子どもの反応数は 14 未満であることが多いと言われており, 実際のところ, 反応数が 11 ～ 12 の子どもが多い. そのため, 子どもでは 10 個以上の反応数を得ることができれば, 再検査を行わないこととすることが多い.

幼児は, 発達障害がある児で反応がうまく得られない場合には, カード 1 枚ごとに回答しやすいように質問をする方法が推奨されている. じっとしていることができない子どもでは, 子どもの動きに合わせたカードの提示を行い, ともに行動するように検査を行うなどの工夫が必要となる.

JCOPY 498-14547

多くの子どもでは，子ども自身が無理をして苦し紛れに答えたこと，適当に答えたことは，その後の再提示では出てこないことが多い．つまり，本当の回答ではないと考えられる回答しか出てこない．したがって，反応数が少ないからと質問やカードの提示を何度も繰り返しても，あまり有益ではないと考えるべきである．

被験者と検査者に良好な関係ができていれば，4〜5歳，時には3歳児でも成人と同様に二段階の検査，つまり，反応段階と質問段階の2つに分けて検査が実施できることがしばしばある．ただし，子どもであることを考慮した質問を行う必要がある．子どもが辟易としないよう，細かすぎる，あるいは，繰り返しすぎる質問は行わない．

## (C) 質問の目的と工夫

図版には，領域がそれぞれ設定されており，どの場所（どの領域）が，どのような特徴もしくは理由（決定要因）で，答えたように見えた（反応内容）のかを，子どもに受け入れやすい質問によって，確かめることが質問の目的である．成人と同じ質問方法で理解してくれる子どもは，10〜12歳以上であることが多い．したがって，具体的には以下のように質問する．「君はさっき，この絵が◎○に見えるって教えてくれたけど，この絵のどこが，そう見えたの？教えてくれるかい？」と質問する．

しかし，答えがなかなか出てこない子どももいるので，「どうして，◎○に見えたんだろうね？」と一緒に考える姿勢を示すことが有用なことも少なくない．子どもに答えを強要するのではなく，子どもと会話を楽しむような姿勢を示し，検査者が具体例として自身の見え方について説明するとスムーズに理解してくれることも少なくない．

明確な答えが出ない場合は，無理をせずに，次のカードについての話に切り替える．また，本来の包括システム（エクスナー法）では，質問時に新たな反応が出ても解釈の対象とはしないが，回答数が少ない傾向がある日本の子どもでは，質問時の新たな反応を付加反応として記録し，その反応内容，領域，決定要因を記録しておく方がよいと

思われる．反応段階での反応内容の理由がうまく回答できない子ど
もを含めて，質問開始時に「さっきは気づかなかったものが見えるな
ら，それも教えてね」と教示しておくとよい．

　成人のように自己のイメージにあったカード（イメージカード）を
10枚の図版カードから選択することは，一般には思春期以降では可
能であるが，中学1年生までは難しいことが多い．そこで，質問段
階が終わった時点で，「今日，見てもらったカードで，一番好きな
カードと一番嫌いなカードを選んでくれるかな？」と子どもに質問す
る．すると，多くの子どもは抵抗なく，「えぇっと‥‥」などと迷い
ながらも選び出してくれることが多い．また，小さい子どもでは自分
自身のイメージを選ぶことはできないが，母親のイメージのカード
を選んでくれることがある．「もしお母さんをカードに変身させるな
ら，どのカードかな？」と質問して回答を得られる場合，「じゃぁ，
君がカードになるなら，どのカードかな？」という選ばせ方も有効で
ある．これに回答が得られる場合は，父親や兄弟，祖父母についても
選ばせてみると回答が得られることが多い．

● 記録と解釈の基礎

　記録は，録画や録音に頼るのではなく，あくまでも検査者が自分の
耳で聞いたことを手早く，可能な限り記録する努力をすることが，被
験者である子どもとの信頼関係を維持する上で大切である．検査者
が記録していることを子どもが覗き込む場合，「大切なことだから，
ちゃんと書いておくの」などと説明する．

　記録にあたっては，反応数をR，反応領域については，全体を一つ
のイメージとして取られる全体反応をW，部分についてイメージを
答える部分反応をDと表記する．D領域には図版毎にD1，D2など
と名前がつけられている．WでもDでもない反応を“Dd反応”と呼
び，Ddと記載する．その反応が出る領域をDd領域と呼び，図版毎
にもDd1，Dd2などと名前がつけられている．Dd反応が出る頻度
は，幼稚園児から中学生まで通して15％前後で推移するとされる．

JCOPY 498-14547

D反応は幼稚園児から中学生までは約40％で推移する．Wは45〜55％と若干の変化はあるが，おおむね47％に見られるとされる．日本では，幼稚園児から中学生まで，性差はほぼないと考えられる．ただし，D領域やDd領域などの名前のつけ方は，ロールシャッハ法の手法ごとに異なる部分がある．ここでは，包括法に準じた名称を使用している．

## (A) 決定因子

　決定因子については，純粋に形だけを理由にする純粋形態反応をFと記載し，幼稚園児から中学生まで60〜70％を推移するが，高学年では低い傾向があるとされる．日本では，多くの子どものFは非個人的なものが多く，特に小学生では特徴的だとされる．つまり，P反応や準P反応が多い．Fのうち，P反応や準P反応になるものは，社会的な意味での良反応であれば，F＋と解釈されるべきものと考えられる．

　なお，名大法での形態水準の指標であるF＋％は，（F＋反応数/F反応の数×100）で計算され，小児に対するロールシャッハ法の検討にもしばしば利用されている．これと包括システムにおける形態水準の指標であるXA％（全体適切反応：形態水準が＋，o，uとされた反応の合計数/反応総数(R)）も併用されることが多い．

　形態水準については，O反応とu反応か，あるいはマイナス（−）反応かを個々の反応について記載する．形態水準がマイナスの反応ではない反応の割合をXA％と呼ぶ．幼稚園児は約40％であり，その後はゆっくりと増加し，小学校高学年で約45％，中学生では約55％となり，どの年齢でも男子よりも女子が有意差を持って6〜10％程度高いとされる．

　動きのあるものに見えるという反応を運動反応と呼び，人の動きに見える場合を人間運動反応（M），動物が動くように見える場合を動物運動反応（FM）と呼ぶ．Mは小学校低学年までは頻度は低いが，小学校3〜4年生で頻度が高くなる傾向があり，その後，ゆっくり

と頻度が高くなる傾向があるとされる．M は幼稚園児では 33 %，小学校中学年では 43 %，高学年では 57 % となり，中学生では 63 % になるとの報告がある．FM も同様に幼稚園児では 3 〜 4 割程度に見られるが，中学生になると 7 〜 8 割程度になるとの報告もある．ただし，子どもは動物に人間的運動反応を与えることが少なくなく，M と FM の判別がつきにくいことが多いとされる．小さな子どもほどその傾向があり，おとなにおける M と FM の解釈は意味がない可能性が高い．また，M が多い子どもは知能が高いとする報告，子ども同士の人間関係になじめない，不適応感がある子どもも多いとの報告がある．

無生物が動くように見えるとする無生物運動反応（m）は，子どもでは頻度がかなり低く，明確な傾向はもたないと考えられることが多い．

モノクロ図版であるにもかかわらず，色彩を伴った見え方をする色彩反応を示す子どもたちも 31 〜 35 %程度はいるが，年齢にはあまり関係はなく，外界からの一般的な反応に過ぎず，特に臨床的な意義はないと考えられる．

濃淡を決定因子として反応する濃淡反応は子どもでは少ない．しかし，成長とともに増えていく傾向があり，他人から愛情を受けることに敏感な子ども，自分が他人からどう評価されているかを絶えず気にかける子ども，不安が強く環境の変化などに敏感な子どもに多いとされている．

## (B) 反応の差異と考え方

動物や物体，人など年齢や国によって子どもたちの反応する内容は頻度が若干は異なるが，日本の子どもたちは動物反応が多い傾向にあり，年齢による差異はあまりないと考えられる．それに対し，人間が見えるとする人間反応は学年が長じるに従って増える傾向があるとされ，幼稚園児の 32 %から次第に増え，中学生では 70 %を超える程度に人間運動反応が認められるとの報告がある．なお，人間にみえる

すべての反応を人間全体反応と呼び，Hと表す．そのうち，解剖反応は，自分の身体への固執，攻撃性，衝動性と関係性があるとされるが，幼稚園児に 35 ％ほど見られ，学年が長じるほど少なくなるとの報告がある．建物に見える建物反応は幼稚園児ではほとんどなく，小学生になって見られるようになり，中学生では 25 ％程度に見られる．人間運動反応は男子よりも女子に多くみられるという点が，最も大きな性差であると思われる．解剖反応のうち，内臓反応は男子に見られる傾向があり，衝動性や攻撃性の高さと関連していると，考えられる．自然反応や衣服反応は女子の方が有意に多いとされる．

　他方，植物が見えるとする植物反応には年齢による差はないとされる．

## (C) 地域・時代的変化と考え方

　検査者と子どもとの間に信頼関係と親しみのある関係が成立すると，子どもがロールシャッハ法の再検査を定期的に希望することがあり，それによりロールシャッハ法による心理療法が可能になる事例もある．

　カードに対する反応の仕方は，子どもの年齢，特に発達年齢の影響を受けることはもちろん，生活環境や文化の影響を受けやすい．したがって，同じ文化や環境を共有している多くの子どもたちの反応と検査の被験者である児の反応を比較することは，有益な検討になると考えられる．実際，国によって反応が異なることが多々報告されている．

　1950 年代と 1990 年代の日本の子どもたちのロールシャッハ反応を比較し，後者の子どもたちは，刺激への即時反応的な態度，課題解決場面での未分化さや感受性の低下，さらには対人関係への関心の低下あるいは対人関係の発達の遅れが示されたとする研究報告（鈴木伸子ほか，心理臨床学研究．2003 年 第 21 巻第 5 号）もある．昨今の社会問題に関する報道や教育現場での問題に関する状況を鑑みると，2000 年以降はさらにその傾向が進んでいる可能性が示唆されよう．

2000年および2006～2007年に収集された総計436名の小児の約5000個の反応を対象に各図版に対する子どもたちの反応内容と概要を一覧でき，ポピュラーな反応を知ることができるデータとその解説集が，松本真理子らによって『子どものロールシャッハ反応　形態水準と反応内容』として金剛出版から2009年に刊行され，参考にできる．より古いデータをまとめた書籍やこの書籍に高校生のデータを追加してまとめた書籍もあり，参考文献に示した．

今後も新しいデータが蓄積され，解析結果が報告されると思われる．同時に新しくロールシャッハ法を利用する医師らによる新たなデータの蓄積や公開がこの検査法の有用性を高めていく一助になることが期待される．

● 図版の反応例

10枚の図版それぞれに対する主な反応の例と初発反応時間については以下のことが知られている．

**(A) 主な反応**

**図版 I:** コウモリがP反応，動物の顔が準P反応でいずれもW反応他のWとして，中学生になると蝶と蛾が準P反応になり得る．
　部分反応 (D反応) は，少なく，人 (D4) とコウモリ (Dd40)．

**図版 II:** P反応，準P反応はみられないとされる，人間反応が少ない．
　D1で動物が準P反応になる年齢は9歳頃から14歳頃に高い．

**図版 III:** D9，D1またはWで人間との反応が準P反応で，2人よりも1人とする反応が多いと言われているが，人間反応が増えるのは小3以降である．
　全体または部分反応で「リボンか蝶ネクタイ」が準P反応であるとされる．

**図版 IV:** WまたはDとして，人または人に似たものとの反応が準P反応かP反応であるが，年齢によってばらつきが大きい．人に似たものとしては，巨人や怪物が多いとされる．

図版 V: W の蝶は P 反応，W のコウモリは準 P 反応，o 反応は逆さまの蝶と逆さまのコウモリ，鳥，蛾，羽のある虫で，どれも W の"羽のある虫"として解釈される．u 反応は，W の妖精と蟹，D のワニと蟹のはさみである．

図版 VI: バイオリンやギターなどの弦楽器が準 P 反応で，カブトムシとともに W 反応として多いとされる．D1 に星が多いことも子どもの特徴とされる．

図版 VII: D2 または Dd22 での「人 1 人」が小学 2 年から中学 2 年までの準 P 反応であるが，ばらつきが多い．同じ領域をウサギと反応する子どもも多く，小学生では準 P であり得るが，中学生では減少する．小学生では W としてクワガタやカブトムシの角とする反応が多いが，幼稚園児では W としてトンネルが多いとされる．

図版 VIII: 四本足の動物が D1 領域の反応として多いとされ，準 P 反応である．この反応は学童期に増加する．O 反応として，カメレオン・トカゲ (D1)，2 匹の動物 (D1) と何か (W)，山 (D4)，動物の顔 (D2)，花 (W) が挙げられるが，小学生では昆虫 (W) も O 反応か，それに近いとされる．

図版 IX: P 反応と準 P 反応はないとされる．しかし，子どもではさまざまな顔にみえるという反応が比較的多いとされる．

図版 X: D1 の蜘蛛，DdS22 の人の顔が準 P 反応とされる．包括システムでは，好ましくない反応（マイナス反応）とされる人の顔が子どもに多く，特に中学 2 年生では 31.0 % に認められるとの報告がある．他にも成人にはない反応であるとされる怪獣，恐竜，バッタ，カブトムシなどさまざまな反応がある．

　これらの反応は，多くの研究者に知られているが，稀な反応を示す子どもがいても，その反応を理由に異常であると決め付けることは出来ない．子どもらしいユニークな反応がしばしば稀少反応として出現

することは，子どものロールシャッハ法の実施者の多くが経験していると思われる.

## (B) 初発反応時間

子どもの初発反応時間について以下のことが知られている.

① 小学生および幼稚園児の初発反応時間は 18 ～ 21 秒で，学年による有意差はない.

② 中学生の初発反応時間は 24 秒前後である.

③ どの年齢でも図版 II に対する初発反応時間が最も長く 30 秒を超えることも多い．成長するほど，反応時間が長くなる傾向がある.

④ 初発反応時間には性差はほとんど認められない．性差には関係なく，成人の 1.5 ～ 3 倍の時間がかかるという報告がある.

⑤ 健常成人では反応拒否はみられないとされるが，低学年では言語能力を主な理由として反応が得られず，5 ％を超えて反応拒否が観察されうる．小学校 4 年生以上になると反応拒否は減少するが，完全になくなるわけではない.

● 小括

以上の基礎知識を理解し，小児に関する公開されているデータと比較して個々の症例について，その特徴を検討することで，対象児のロールシャッハ法による心理アセスメントを進めていくことが可能となる．具体的には，攻撃性のある児ではどのような反応が多い傾向があるか，あるいはどのような反応が攻撃性に関連していると統計学的に解析されているか，などを知ることが可能である．そのような過去の報告の内容をよりよく理解するために，基礎知識は必須である.

なお，ロールシャッハ法による被験者に関する理解には，検査結果だけではなく，検査を受けることや検査室に対する反応，図版を前にした時の反応，つまり，態度や言葉なども含めたその被験者の自己表出が，手がかりとなると言われている．このことを知ったうえで，被

験者に対するさりげないながらも詳細な観察が検査者に求められる.

## (5) P-F スタディ (PF スタディ)

　人格検査は，意識的な自己概念に対応する質問紙法と無意識の深層を探るロールシャッハ法や描画テストのような投影法に分類されるが，P-F スタディは日常生活におけるフラストレーションを受ける場面に限定された制限つきの投影法であることから，準投影法の1つであると考えられており，心理職によって実施されることが多い.

　成人用，青年用，児童用の3種類があるが，図版は24枚中16枚が共通である．しかし，阻害者がフラストレーションを与えるために言う台詞が異なるものがあり，刺激になるフラストレーションが異なるものがある．つまり，児童用では状況が家庭で人物が母子関係であると思われるのに対して，青年用や成人用では店頭における店員と客といった他人同士の関係であるという違いがある.

　つまり，場面状況をみると，児童用は社会的状況，家庭の親子・兄弟関係，学校場面などが設定されているのに対し，青年用と成人用はもっぱら社会的状況におけるフラストレーションを与えるものになっている．中学生では，必要に応じて児童用と青年用を時期を隔てて行うことも可能であり，より多角的に対象児を理解できると思われる.

　なお，児童用は2006年に改定され，児童用第3版となっており，これに合わせてマニュアルも「P-F スタディ解説（2006年版）」となった.

● フラストレーションに対する反応とその分類

　フラストレーションを与えられると，それに対する反応を示す．その反応をアグレッション（aggression）と呼び，これはフラストレーションに打ち勝って積極的に生きようとする主張性をもった反応を意味し，すべての目標指向行動に含まれる心理的要素であると考えられている．ローゼンツァイクによると，敵意的攻撃はP-F スタディにおける自己防衛反応というアグレッションの反応様式の1つである

といい，アグレッションにはさまざまなものが含まれていると考えられ，フラストレーションの結果は攻撃になるとは限らず，要求固執型という反応に代表される"フラストレーションに対する建設的な反応"も存在するとされる．peditive（ペディティブ）という表現は，障害を意味する形容詞であり，スコアリング用紙の障害優位欄にあるこの言葉は，障害・妨害という意味である．また，自己防衛は Ego-Defence と表現される．

　アグレッションによる P–F スタディのスコアリング要素は，フラストレーションを他人のせいにしたがる他責（E–A），自分のせいにする自責（I–A），誰のせいでもないとする無責（M–A）という 3 つのアグレッションの方向と障害優位型（O–D），自己防衛型（E–D），要求固執型（N–P）という 3 つのアグレッション型があり，方向性と型の組み合わせによって，他責逡巡（E'），他罰（E），他責固執（e），自責逡巡（I'），自罰（I），自責固執（i），無責逡巡（M'），無罰（M），無責固執（m）に分類される．アグレッション方向とアグレッション型をカテゴリーと呼ぶ．カテゴリーの組み合わせによる 9 つの分類をスコアリング因子と呼び，スコアリング因子にはこの他に変形因子と呼ばれる E と I の 2 つのスコアリング因子が加えられる．E 反応の変形である E 反応は，負わされた責めに対して自分には責任がないと否認する反応である．I 反応の変形である I 反応は，自分の罪を一応は認めるが，回避できなかった環境に言及して失敗を認めようとしない反応であり，多くの場合，言い訳の形をとる．

　人生において人はそれぞれ異なる経験をする．つまり，人はそれぞれが独自の経験的事象から構成される個人的な世界に住んでいると考えるのが，ローゼンツァイクの個性力動論の基礎となっている．この個人的な世界を個性界と呼び，さまざまな個人の個性界に対する観察を通して人格理解をしようとする方法の 1 つが，P–F スタディである．それは，刺激を認知することで反応が生じることを重視し，すべての人に共通の普遍性のある基準，個人が所属する集団内での基準，

個性界における基準という3つの基準を使って個人を理解しようとする考え方に基づいた検査法であるとされる.

　P-Fスタディの刺激としての各場面をどのように主観的に認知するかは，個人によって異なり，認知することが反応であると考えることができる．この認知という反応に続いて台詞を回答するという反応をみる，つまり，「反応−反応」の関係をみることから，ローゼンツァイクの考え方は「反応優位」な考え方であるとされる.

　検査者は，被験者の台詞を書く，あるいは，回答するという反応を理論的に構成された普遍的基準に従って分類し，記号化する．この分類と記号化の作業はマニュアルに従って行われる．その後，マニュアルに従ってスコアが集計され，性別・年齢別に標準化された集団的基準を比較する．通常，解釈ではそれぞれのスコアリング因子やカテゴリーが集団的基準と比較して多いか，少ないかが検討される．また，検査の前半と後半のそれぞれの反応を比較する反応転移は，個人自身の反応がその後の反応に影響することをみる指標となり，個人的基準となるとされる.

　集団的基準と個人的基準が関係している指標となる主要反応（total pattern）は，各個人において最も多い3つの反応を順列する．これら3つの反応は，フラストレーションに直面した際の被験者個人の代表的な反応であり，個人的基準に基づいて表出されるが，それらの反応の因子を集団的基準と比較することで，主要反応がその集団において一般的なものなのか，特異的なものなのかを判定できる.

　さらに，反応転移，反応の相互関係性，全24場面における反応の流れ，などさまざまな視点で個人的基準がどのようなものなのかに注目して，記号化された反応と記号化される前のありのままの反応や検査を受ける態度なども含めた総合的分析アプローチが個性界の観察を介した被験者の人格理解へとつながると考えられる.

　ところで，人は何か必要なものが足りないと感じるとそれを欲しいと思う，つまり，欲求が生じることは誰もが容易に理解できるだろ

う．何かが欠けていること自体がフラストレーションになっているから，それを打ち消すために欲求が生じる．欲求を惹起するフラストレーションを1次的フラストレーションと呼び，それを満たそうとする行動に対する障害もフラストレーションとなることから，これを2次的フラストレーションと呼ぶ．

　フラストレーションがある状況は，最初から達成不可能なことや得ることができないものを求めることで生じる欠如（privation），以前はもっていたものが失われる剥奪（deprivation），欲求と抑止の葛藤（conflict）に分類され，それぞれ個人の心理的なもの，つまり内的なものと外的に存在する人や事物に関するものに分類される．

　つまり，個人に能力がないために欲求が充足できない内的な欠如，老化や疾病などによって以前にもっていた能力が失われる内的な喪失，欲求と心理的抑制による内的な葛藤，欲求の対象が外部に存在しない外的な欠如，親しい人との別離や所有物の喪失などの外的喪失，欲求の対象は外部に存在するが手に入らないという外的葛藤にフラストレーション状況は分類される．臨床的には，「心身障害」は内的欠如ないし喪失，「情緒障害」は内的葛藤，非行を繰り返す「素行障害」は外的葛藤が主体となっていると考えられる．

　フラストレーションから自身を守ろう，防衛しようとするレベルには細胞的・免疫学的水準（第Ⅰ水準），自律的・危機的水準（第Ⅱ水準），中枢的・自我防衛的水準（第Ⅲ水準）および社会的・集団的水準（第Ⅳ水準）があると考えられている．過去の心理的苦痛は，第Ⅰ〜Ⅱ水準であり，将来への不安は第Ⅲ水準に当たると考えられている．臨床的に問題となり，精神医学や臨床心理学が対象とするのは，主に第Ⅲ水準の自我の防衛にかかわるさまざまな側面であると考えられる．

　欲望を追求するに際して現実に従うことを知る合理的な側面である自我と，その自我に対して自分で自分を監視する超自我を人は備えていることをフロイトが示し，ローゼンツァイクは被験者の自我と超自

我のそれぞれに対してフラストレーションとなる刺激を与えて，その防衛反応をみることを考えた．それが自我阻害場面と超自我阻害場面であり，これらを用いることで，人格の中心となる自我と超自我の反応特徴を観察する．

　フラストレーションに耐える能力をフラストレーション耐性と呼び，その能力の水準がどうかという視点で精神障害患者，神経症患者，健常者の相違をスペクトラム的に把握できる可能性，あるいは，適応度という観点からフラストレーション耐性を量的に測定できる可能性をローゼンツァイクは考え，その具体的評定方法として，P-Fスタディの解釈指標として同一年齢集団との一致度であるGCRを設定し，これとカテゴリーの標準からのずれの程度や反応転移の有無などを検討することをあげている．

● P-F スタディの実施法
　成人に対する実施方法は，青年用や児童用と大きな差はない．また，集団実施と個別実施があるが，医療機関での実情に合わせ，ここでは個別法について記載する．

### a. 標準的実施法
　他の検査と同様に，ラポートのある関係のある検査者と被験者の関係が成立していることが望ましく，落ち着いた環境で検査を行うべきである．青年用は中学1年生〜大学2年生を対象に標準化が行われた検査なので，この年齢を対象として実施する．児童用の対象は小学校1年生〜中学3年生である．児童用と青年用はフラストレーション内容に共通性がある場面と異なる場面があり，共通性がある場合でも，その状況設定の違いがある．したがって，中学生の場合は青年用と児童用の双方を別の機会に行って両者を比較することで，より有用な情報を得ることができると考えられる．しかし，実施間隔の設定は，慎重でなければならないだろう．また，児童用には家庭，学校，社会などいろいろな領域を含み，人間関係も友人，家族，見知らぬ人

と多様性があるのに対し，青年用は成人用と同様に刺激場面の多くが社会的なものであるという理由から，中学生には児童用を使うべきであるとの意見もある．

教示は検査用紙に記載されているが，そのまま機械的に読むのではなく，実際に用紙を示しながら口語で説明する．ポイントは青年用では「この**右側の人は，どんな風に答えるでしょうか？**」という部分を強調することであり，児童用では「**この子どもは，その女の人の言葉に対してどんな風に言うでしょうか？**」という部分を強調することである．あとは，そのままマニュアルの通りに話せばよい．つまり，被験者ではなく場面の中に出てくる人物の言葉を書かせることが目的である．また，最初に思いついた答えを書かせる，回答する順は場面配列の順を守ることをしっかり教示する．なお，消しゴムを使わずに訂正部分に線引きをさせる方法を説明することが望ましいと言う研究者もいる．できるだけ早く書くことは書き間違いを誘発し，あるいは，抵抗感を与えることがあり，強調しない方がよいと思われる．

制限時間は特に設定されていないが，児童用，青年用とも 20 分程度で回答を書き終える被験者が多い．マニュアルには 30 分程度と記載されているが，これは検査全体の所要時間である可能性が高いと思われる．

検査を行う部屋では，検査者は教示が終われば被験者から少し離れた位置で静かに検査中の被験者の行動を観察する．検査を受ける態度，検査への興味の有無，真剣さ，飽き，疲れや苛立ちの程度など観察，質問の有無とその内容の記録も行いたい．

### b． 特別な実施法

知的障害や視力障害のために読み書きができない被験者に対しては，検査者が各場面を示しながら刺激文を読み，被験者が口頭で回答した反応をテスト用紙に記入していく「口答法」を用いる．注意の集中が困難な被験者の場合，刺激場面を 1 つずつ切り離してカード式にしたものをあらかじめ準備しておき，用いることもできる．

JCOPY 498-14547

口答法であれば4歳児でも実施可能であるとされることもあるが，現在の日本語版P–Fスタディ児童用は小学生と中学生を対象に標準化されており，幼児には向いていないと考えられる．

なお，口答法の場合，自己批判的心理作用により社会的に望ましいと思われる回答が増える傾向があるとの指摘もあり，口答法を用いる場合は，そのことを考慮して解釈するべきであると考えられる．

回答の記入後に検査を受けた感想を尋ねる．児童用も青年用も被験者によっては場面の理解が困難である，あるいは，誤認する場合があることが知られている．回答終了後に実際に回答を読んで，そのような疑いがある部分，あるいは，曖昧な表現が書かれている部分については，被験者に質問を行い，理解の困難さや誤解が明らかになれば，その部分をやり直しするなどの工夫が必要である．質問することの意義は，質問による反応語がもとの反応語にはほのめかされていない情緒に基づくものかどうかを被験者の声の調子や態度，付加的な陳述や感想から発見する機会を得ることにある．

やり直しができない場合には，スコアリングで (U)（スコア不能の意）と記号化する．

● P–F: スタディのスコアリング（評点法）

P–F反応のスコアリングは，被験者が用いた言葉の外見的・表出的意味に基づいて行わなくてはならない．これを semantic interpretation といい，被験者の言葉の裏に潜む意味や被験者の気持ちをあれこれと詮索してはいけない．あくまでも語義的水準において反応語を分類表示することがスコアリング（評点化）であり，「P–Fスタディ解説」というマニュアルに沿って作業を行わなくてはならない．ただし，マニュアルのスコアリング例と回答が部分的に一致しているだけで例と同じスコアをつけてはならない．同じ言葉でも場面や年代によってスコアリングが異なることもある．文章上に現れている語句を吟味して，本当に同じかどうかを判定しなくてはならない．反

応を全体として把握したうえで，スコアにする．つまり，個々の反応語にとらわれてスコアリングしてはならない．したがって，同一の反応語でも，全体でみると文章ごとに意味が異なる場合があり，異なる場面であっても特定の反応語を常に同じスコアに判定してはならない．正しい判定をするには，各因子の意味を正しく理解する必要がある．

スコアリングは，既述のスコアリング要素を用いて行うが，すべての反応をスコアリングできるわけではなく，どう考えてもフラストレーション反応であると認識できない回答もあり，そのような回答にはスコア不能 (U) と判定することになる．

スコア不能反応の存在にテスト実施後にすぐに気づいて被験者に質問によってスコアリング可能な反応が得られれば，それを正式なスコアとして採用する．スコアリングできない反応が得られた場合でも，それを記録して内容を吟味することには意義があり，U 判定の場合でも，その内容を結果レポート（後述の記録票・整理票）に記載することが望ましい．つまり，U 判定をした場合でも，可能性として考えられるスコアを（ ）書きにして記録票や整理票に記載し，説明を入れておくと解釈の際に役立つ．

スコアリングは正確性が求められ，誰が判定しても同じ判定がなされるべきであるが，実際には評定者間にある程度の不一致が出てしまうことがある．このことを念頭におき，どうしても判定に迷う場合にはスコア不能（U）として記載することがあることも知ったうえで解釈をしなくてはならない．そうすることで，結果を医師として解釈する場合にも，自分でスコアリングがある程度理解でき，回答を直接目にして考えることもできる．

● テスト結果の整理と解釈の基礎

テスト結果を整理する用紙は，児童用では「P–F スタディ整理票」，青年用と成人用では「P–F スタディ記録票」と命名されている．マニュアルには「整理票の記録方法」あるいは「記録票の記入」とし

JCOPY 498-14547

て，解釈法とともに解説されているので，ここでは特に重要と思われる基礎知識と補足事項を簡単に記載しておく．

フラストレーション反応が特定のアグレッション方向または特定のアグレッション型から，反応記録の途中，つまり検査の途中から別のアグレッション方向またはアグレッション型に著変する現象が観察されることがしばしばある．この現象を反応転移と呼んでおり，優位な反応転移があるかどうかを判定するために計算によって得られる指数を反応転移値と呼ぶ．このことはすでに触れてはいるが，この検査の解釈に当たって重要になることがあるので，用語の意味を理解しておくべきである．

GCR（Group Conformity Rating: 集団順応度）とは，同一社会集団の同一年齢の人々の一般的な反応とどれぐらい一致する反応を被験者個人が示したのかを表現する指標である．GFR が普通なら，その集団における普通の社会適応性を備えていると解釈できる．

成人用と青年用では，U という判定がある場面は GCR の評価対象にしないが，児童用では U の判定があるものは反応の不一致とみなして反応転移の評価対象とする．そのため，GCR の計算方法は成人用・青年用と児童用は異なる．

GCR は全体の値の高低だけではなく，超自我阻害場面と自我阻害場面との一致率を比較することも忘れてはならない．また，特定のスコアの一致，不一致の程度を検討することで，その被験者個人の特徴がより詳細に把握できる．

プロフィールは，被験者の反応傾向を知る最も重要な項目である．E-A, I-A, M-A, O-D, E-D, N-P, GCR の各比率の標準データ，各スコアリング因子の出現頻度の標準データと被験者のデータを比較することで，被験者の反応が正常か否か，あるいは，どのような特徴をもっているかが把握できる．

E や I が出てくる超自我因子をみる欄では，攻撃性や精神的未熟さ，社会性の発達の遅れを検出できる指標となるものが多いが，自

責，自己非難に関する項目もある.

　反応転移分析では，被験者の検査に対する心構え，心理構造，再教育や指導の効果測定ができると考えられている.

　主要反応や所要時間あるいは場面の特徴による検討を含めて，指標をしっかりと丁寧に見ていくことは大切であるが，全体としてどのような流れの反応をするのかを鳥瞰することも大切である.また，被験者の日常における言動や家庭環境，学業や他の心理検査に関する情報も参考に全人的な解釈を行う必要があることも，他の心理検査と同じである.

## 3　認知機能検査とそのほかの心理検査

### (1) 音読検査

　医師にも実施できる検査法である音読検査は，ひらがなの音読検査であり，単語連続読み検査，単語速読検査（有意味語と無意味語）および単文音読検査からなる学習障害のうちの発達性読み書き障害の診断や指導効果判定に用いる検査である.特異的発達障害のうち，特異的読字障害にのみ保険適用が認められている.特異的読字障害（発達性読み書き障害）は，知的障害や聴覚障害，視覚障害がなく，家庭環境や教育の機会にも阻害要因が認められないにもかかわらず読み書きの発達が特異的に障害された状態のことを意味する.

●特異的書字障害の診断手順

　検査に先立って，問診により，出生歴，養育歴，言葉の発達（有意語や2語文の出現時期など）を含む発達歴，就学前における文字への興味の有無などを含め，教育歴，家族歴，病歴などを詳しく聴取・記録する.全般的知能が正常であることを確認するために，WISC–IVのFIQやVIQ，PIQのいずれかが85以上であることを調べるなど，何らかの標準化された知能検査を行う.田中ビネー知能検査でもよい.年齢に応じた適切な検査を実施することが肝要である.その後，特異的読字障害の疑いがあれば，音読検査を行う.

JCOPY 498-14547

● 音読検査実施の概要

4つの検査を順に行って，評価する．

## a. 単音連続読み検査

50個あるひらがなを縦に5行，横に10列の表に並べたものをなるべく速く，間違わないように読むように教示し，縦方向に音読させる．"スタート"の掛け声で開始と同時にストップウォッチで時間計測し，最後まで読み終えるまでの時間を記録する．読み飛ばし，読み誤り，自己修正，語頭繰り返しの4つを正確に記録する必要があり，ICレコーダーの使用が推奨される．

## b. 単語速読検査

意味ある3〜4音節の単語30個で構成される有意味語表と無意味な3〜4音節の文字の羅列である無意味語30個で構成される無意味語表を使って，それぞれ単語連続読み検査と同じ方法で，所要時間や読み飛ばし，読み誤り，自己修正，語頭繰り返しを記録するが，検査に先立って，練習用シートを使って被験者に検査方法を周知してから行う必要がある．

## c. 単文音読検査

3つの単文を1つずつなるべく速く読ませ，読み誤り，自己修正，語頭繰り返しを記録する．練習は行わない．

## d. 読み書きの症状チェック表

臨床的観察から得られる読字困難と書字困難の代表的な症状をそれぞれ15個ずつ選定し，その有無を尋ね，表に記載する．この表には，国語の学力について遅れの有無や遅れの程度を質問する項目もある．

## e. 判定基準

1〜3の計4種類の検査における音読の所要時間が標準偏差の2倍，つまり，2SDを超える場合，その項目の検査は異常と判定する．

誤読数などを考慮に入れて判定するが，男女差があり，学年でも差

があることから，1〜6年生まで男女別に各検査の音読時間と誤読数の平均と標準偏差がガイドラインに示されている．

　①異常と判定される音読検査が2つ以上ある，②読み書きの症状チェックで15項目中7項目以上当てはまる，の2つが揃った場合，発達性読み書き障害（特異的読字障害）である感度と特異度がともに約80％あるとされており，該当すれば読解力検査など次の段階の検査に進む．ガイドラインのデータは10〜2月に実施したデータであり，基本的にはこの時期に検査を行うことが望ましい．

　知能検査や音読検査の結果をサマリーシートにまとめておく．このシートの知能検査はWISCが採用されているが，他の標準化された知能検査を使用した場合は，それをWISCの欄を修正して記載してよい．知能障害がなくても，他の発達障害が並存することがあり，並存症の有無については，M–CHATやKABC–IIなどによる検討が必要である．

　音読検査を利用するための手引き書である稲垣真澄らによる「特異的発達障害　診断・治療のための実践ガイドライン」には，特異的算数障害のためのスクリーニング検査も記載されており，特異的読字障害や特異的算数障害がある児への支援について解説されている．また，事項に示した"小学生の読み書きスクリーニング検査"は，健康保険の適用はないものの，医療現場や教育現場などでも利用されているところが少なくない有用な検査法であり，利用することを推奨したい．音読検査で問題が指摘されない被験者の中に，より難易度が高い"小学生の読み書きスクリーニング検査"により問題が指摘されるケースは少なくない．

## (2) KABC–II

　米国版KABC–IIはルリアの神経心理学理論を基礎にしたカウフマンの考え方（カウフマンモデル）にCHC理論を組み込んでK–ABCを改良したものである．カウフマンの考え方は，知能を認知過程におけ

る処理能力と習得度に分けて考え，前者をルリアの理論に沿った尺度を用いて測定することである．学習，継次，同時，計画の4尺度を総合した指標が"認知指標"であり，総合的な認知過程能力（認知能力）の指標である．また，語彙，算数，書き，読みの4つの習得度尺度を総合したものが"習得指標"であり，これは認知過程能力を活用して獲得した知識や基礎学力を総合したものであり，学力の水準を示す．認知指標と習得指標はいずれも平均100，標準偏差15の標準得点として表される．認知指標は認知過程指標MPIと記載されることが多い．超専門的な知識を要する検査であり，心理職による実施は必須である．

　CHC理論は，流動性–結晶性理路であるCattell–Hone理論と階層理論であるCarroll理論を合わせた考え方である．推理を使って新しい問題を解く能力を意味する流動性知能は生理学的機能と言えるもので，加齢の影響を受ける．獲得した知識を使って問題を解く能力を意味する結晶性知能は，流動性知能によって開発される能力である．Carrollは，知能が3段階の能力からなるものであるという階層理論を作った．2つの考え方が当初は並立したが，両理論派の検討により，1999年に両者がCHC理論として統合された．

　CHC理論では，KABC–Ⅱの学習は①長期記憶と検索に相当し，学習したことを記憶し必要に応じてその記憶を検索する能力を意味する．継次は②短期記憶であり，同時とは③視覚処理で視覚によってパターンを知覚し，記憶し，操作し，考えることを意味する．計画は④流動性推理であり，演繹法や帰納法などを使った推理能力により新しい問題を解く能力を意味し，語彙は⑤結晶性能力であり，その人が属する文化によって獲得された知識の幅や深さを意味する．算数は⑥量的知識であり，計算する能力と数学的演繹を行う能力を意味する．読みと書きは，⑦読み書きに集約され，言葉を読み理解する能力と言葉を書き文章を構成する能力の両方を意味する．

　これら①〜⑦の各尺度（CHCモデルの7尺度）とそれらを総合した

JCOPY 498-14547

"CHC 指標" もやはり平均 100，標準偏差 15 の標準得点として表される．CHC 指標は WISC-IV における全検査 IQ に全検査 IQ（FSIQ）に相当し，流動性 - 結晶性指標 FCI と記載されることが多い．

　日本版 KABC-II は米国版 KABC-II を拡張したものであり，尺度が 2 つから 4 つに，習得度が 1 つから 4 つに拡大したものであり，基本的には米国版と同じ手順で解釈が行われる．すなわち，上述のような理論と指標を理解したうえで解釈に当たることになる．

　また，米国版 KABC-II の解釈手順には，基本ステップと選択ステップがあるが，日本版は基本ステップのみである．そのため，多くの小児科医にとって基本ステップを知れば，有用な検査法として利用できると思われる．日本では，心理の専門家が日本版で米国版の選択ステップを活用してより高度な研究を行うことがあるが，小児科医には通常は選択ステップの利用は困難であろう．

● 神経発達障害への KABC-II の活用

　日本版 KABC-II は 2 歳 6 カ月〜 18 歳 11 カ月までの被験者に共通して適応できる検査法であることから，この対象年齢の間に経時的に被験者の知的能力の発達を発達のレベルとして把握でき，各指標，尺度を用いることで，その知的能力の特徴を把握できる．また，認知機能のほか，学習の習得度を把握でき，さまざまな神経発達障害の診断や指導効果の確認にも役立つツールとして有用である．WISC-IV とも組み合わせることで，対象児の発達を多方面から理解できることも有効であり，これらの検査の組み合わせは広く活用されている．

● KABC-II の解釈の手順

Step 1：　MPI と習得指標を記述する．これらは，知能障害に関する判定の基礎であり，認知指標は神経発達障害についての判断，診断にも重要な指標である．習得指標は基礎学力を意味する．なお，下記の個人間差とは同年齢グループとの比較のことを言う．

Step 2：　MPI と習得指標を比較することで，認知機能と基礎学力の差

JCOPY 498-14547

異を把握する.

Step 3: 認知尺度を記述し，個人間差，個人内差を検討し，その結果を記述する.

Step 4: 4つの認知尺度を比較することで，得意な認知能力をみつける．得意な認知能力を駆使した学習スタイルを適用することで，被験者である子どもの指導方法を考える手がかりができる.

Step 5: 習得度を記述し，個人間差，個人内差を検討し，その結果を記述する.

Step 6: 4つの習得尺度を比較し，語彙・読み・書き・算数の基礎学力の達成状況を把握し，普通学級で教育できる領域と特別支援学級で教育すべき領域などの把握ができる.

Step 7: 4つの認知指標とそれぞれの習得尺度を比較することで，各領域の基礎学力の伸ばし方のヒントが得られる．算数については，計算と推論の両面を認知能力との差を検定できる．これらの結果は，学習困難（学習障害：LD）などについての判断の有効な資料として活用できる.

Step 8: FCIを記述する．この尺度を総合して子どもの知的能力の発達レベルを把握できる．この指標も知的障害や神経発達障害の判断，経過観察など診療に寄与する.

Step 9: CHCモデルの7つの尺度を記述し，それぞれの個人差，個人内差を記述する.

Step 10: 上記ステップでの7つの尺度を相互に比較し，子どもの知的能力の得意分野と苦手分野などの特徴を把握し，知的発達のプロフィールをまとめる.

● 実施における注意点

　KABC–IIの2つの総合指標のうち，MPIはルリア理論により一般認知過程能力を測定し習得度は除外しているのに対し，FCIはCHC理論により一般認知能力を測定し習得知識も含めて測定していること

をきちんと理解しておくことが肝要である.

　KABC-Ⅱは比較的難解な部分を含む検査であり，比較的時間がかかることもあり，1〜2週間程度の時間差を開けて認知と習得を分けて実施することも可能である.

　実施時間は，検者が習熟すれば4歳以下は認知が15〜20分，習得が10分程度を要する．5〜6歳では認知が40〜50分，習得が20分，7歳以上は認知に50〜70分，習得が30〜50分と長時間を要するので，被験者である児が疲れて実力を発揮できなくなる状態を回避しなくてはならず，臨機応変な対応が必要になる.

　経過観察を行う目的で検査を繰り返す場合には，1年以上の間隔をあけることが必要である．実施者は各種心理士の資格をもつことが望ましいとされるが，日本K-ABCアセスメント学会などの講習会を受講することができる．なお，マニュアルは丸善出版から刊行されている.

## (3) 日本語版 M-CHAT

● M-CHAT（Modified Checklist for Autism in Toddlers）

　乳幼児自閉症チェックリスト修正版は，16〜30カ月の一般乳幼児に対する自閉症スペクトラム障害（ASD）がある可能性をスクリーニングするための質問紙による検査法の1つである．日本では，1歳半健診で導入されている地域もある.

　ネット上では，国立精神・神経医療研究センターの児童・思春期精神保健研究部のウェブページ（http://www.ncnp.go.jp/nimh/jidou/aboutus/aboutus.html）に日本語版M-CHATおよびその関連資料がPDFファイルとして公開されており，メールによる問合せ方法もSDQとその標準化データともに公開されている.

　この検査は2段階で行うが，就学前までの長期フォローアップに基づく1歳半児でのASDの検出について，感度は0.69，特異度0.84であり，第2段階での陽性的中率は0.40，陰性的中率は0.99

JCOPY 498-14547

であったという報告もある．1歳半健診で用いられることがあるのは，この検査法が ASD の子どもを発見するツールにとどまらず，一般的に1歳半までに芽生える子どもたちの社会的行動の発達が定型的なマイルストーンをたどっているかどうかを確認できるツールとしての質問項目から成り立っているためである．

● M-CHAT の内容

　保護者〜親に対する23項目の質問に対して，回答者が「はい」，「いいえ」の二者択一式で回答する．質問項目の内容としては，大人と注意を共有しながら環境を認知すること（共同注意，とよぶ）や模倣，対人的関心，遊びなどの社会的行動に関する16の主要構成項目と自閉症スペクトラムに特徴的であるとされる特異的な知覚反応や常同行為に関する項目や言語理解に関する項目および移動に関する項目が追加されている．医師や看護師，保健師なども実施可能である．

---

**※日本語版 M-CHAT の質問の例**（一部のみ抜粋）

1. お子さんをブランコのように揺らしたり，ひざの上で揺すると喜びますか？
2. 他の子どもに興味がありますか？
4. イナイナイバーをすると喜びますか？
7. 何かに興味をもったとき，指をさして伝えようとしますか？
10. 1，2秒より長く，あなたの目を見つめますか？
14. あなたが名前をよぶと，反応しますか？
16. お子さんは歩きますか？
21. 言われたことばをわかっていますか？
23. いつもと違うことがあるとき，あなたの顔を見て反応を確かめますか？

---

● M-CHAT の実施方法

　この検査は通常は2段階の手続きを踏んで実施される．所要時間は，対面形式では10〜15分，電話面接形式では10〜25分程度である．

JCOPY 498-14547

第 1 段階: 検者と回答者である保護者〜親が対面で説明を行い, 回答者が M-CHAT の質問用紙を自分で読んで, 回答する. 検者は, 不通過項目を選ぶ.

第 2 段階: 第 1 段階から約 1 〜 2 カ月後に電話面接で再度の回答を得るとともに, 不通過項目を中心とした発達状況を具体的に確認し, 自閉症スペクトラムの疑いの有無を吟味する.

　スクリーニングの基準: 米国の原法と日本では違っている点に注意が必要である.

　項目通過の判定基準:「はい」との回答を通過とする. ただし, ASD に特異的な行動を示す項目 11, 18, 20, 22 の 4 つの項目は,「いいえ」との回答を通過とする. 通過, 不通過を判定した後, スクリーニングの基準と照らし合わせ判定する.

原法 (米国版)
　1) 全 23 項目中 3 項目以上不通過
　2) 項目 2, 7, 9, 13, 14, 15 のうち 2 項目以上の不通過
　　※第 1 段階, 第 2 段階ともに 1), 2) のいずれかに該当する場合を ASD の疑いとする.

　[解説]
　　上記の各項目は最重要項目と考えられているものである. 各項目の内容は以下の通り.
　　　2. 他児への関心
　　　7. 興味の指差し
　　　9. 興味のある物を見せに持ってくる
　　13. 模倣
　　14. 呼名反応
　　15. 指差し追従

日本での 1 歳半児スクリーニング判定法

第 1 段階: 1) 全 23 項目中 3 項目以上不通過
　　　　　 2) 項目 2, 6, 7, 9, 13, 14, 15, 20, 21, 23 のうち
　　　　　　　 1 項目以上の不通過

JCOPY 498-14547

　　　　　　　※ 1), 2) のいずれかに該当する場合を ASD の疑いとする.
第 2 段階: 1) 全 23 項目中 3 項目以上不通過
　　　　　 2) 項目 2，6，7，9，13，14，15，20，21，23 のうち
　　　　　　　2 項目以上の不通過
　　　　　　　※ 1), 2) のいずれかに該当する場合を ASD の疑いとする.

　［解説］
　　　上記の各項目は最重要項目と考えられているものである．各項
　　目の内容は以下の通り.
　　 2. 他児への関心
　　 6. 要求の指差し
　　 7. 興味の指差し
　　 9. 興味のある物を見せに持ってくる
　　13. 模倣
　　14. 呼名反応
　　15. 指差し追従
　　20. 耳の聞こえの心配
　　21. 言語理解
　　23. 社会的参照

● 日本語版 M-CHAT 実施についての注意事項

　この検査はあくまでも ASD のスクリーニングであり，最終的な診
断方法ではないことを検者も回答者も正しく理解してくことが必要
である．回答者が各項目の質問について，その内容を正しく理解せ
ずに回答する場合があるので，第 2 段階では理解を確かめる必要が
ある．また，個々の回答者が被験者である子どもに対して注目してい
る内容に違いがあるため，子どもの行動を過小評価あるいは過大評価
している場合もあり得る．また，回答者の知識や経験，問題意識の内
容や程度が回答に影響する可能性も認識したうえで検査を実施する必
要がある．健常児でも神経発達障害児でも，その成長や発達は常に連
続的であり，発達障害と正常発達との間に明確な線引きを行うことは
困難であり，境界領域に相当する発達を示す児の存在を常に認識しつ
つ，個々の児の個別のニーズを的確に把握し，対応を行っていく姿勢

が必要である.

## (4) 日本語版 SDQ（子どもの強さと困難さアンケート）

　この検査法で用いられるアンケート用紙には保護者用（2 〜 4 歳と 4 〜 17 歳）と教師用（2 〜 4 歳と 4 〜 17 歳），自己評価用（11 〜 17 歳）の 5 種類があるが，日本においては 4 〜 12 歳における保護者用のアンケートに対する評価の標準値（カットオフ値）が厚生労働省のサイトで公開されている.

　将来はすべての用紙が活用可能になると期待されるが，現時点では 4 〜 12 歳の患児の保護者を対象としてアンケートを実施し，その評価を行うことが一般的である. 原法の基準を使用して，17 歳までは適応できるが，標準値との比較をしたいと考えると 4 〜 12 歳を対象とせざるを得ない.

　なお，国立精神・神経医療研究センターの児童・思春期精神保健研究部のウェブページ（http://www.ncnp.go.jp/nimh/jidou/aboutus/aboutus.html）に日本語版 M–CHAT およびその関連資料とともに，メールによる問合せ方法や SDQ とその標準化データも無償で公開されている. 医師や看護師あるいは保健師などさまざまな医療職も実施可能である.

● SDQ の内容と評価法

　SDQ は，「行為」，「多動」，「情緒」，「仲間関係」，「向社会性」の 5 つのサブスケールに分けられており，総数 25 項目と少ないにもかかわらず広範囲のスクリーニングが可能であるうえに子どものもつ"強さ"を把握することができる点で有用性は高いと思われる.

　発達障害を含むすべての子どもを対象とした行動特徴を把握するための質問紙を用いた検査法は少ないが，SDQ は 25 項目でありながら，113 項目の質問をする CBCL（Child Behavior Checklist）との相関性も高いとされる.

　約 5 〜 10 分で保護者が回答できる質問紙でありながら，自閉症ス

ペクトラムや学習障害のある児の行動特徴の把握にも役立つと考えられており，さらに支援の前後でこの検査を行うことで，支援の効果を判定することも可能であると考えられる．

　厚生労働省のホームページで入手できる質問紙の内容を別に示す．評価は，これらの各項目について，「あてはまる」に2点，「ややあてはまる」に1点，「あてはまらない」に0点をつけ，それぞれのサブスケールごとに合計点を集計し，基準に従って，サブスケールごとに支援の必要性について「Low Need: ほとんどない」，「Some Need: ややある」および「High Need: おおいにある」の3段階の判定を行う．さらに，「向社会性」以外の4つのサブスケールの点数を合計したものをTDS（Total Difficulties Score）とし，全体的な支援の必要性を判定する．日本における保護者評価によるSDQのカットオフ値（標準値）は，4〜12歳，2,899名のデータから分析されたものである．

　SDQのホームページ（http://www.sdqinfo.com/）には，日本語版の質問紙や4〜15歳の日本人小児の男女別平均点などの統計的基礎データも公開されている．

> ※4〜16歳の保護者用質問表の内容（一部のみ抜粋）
> 1. 他人の気持ちをよく気づかう
> 2. おちつきがなく，長い間じっとしていられない
> 3. 頭がいたい，お腹がいたい，気持ちが悪いなど，よくうったえる
> 4. 他の子どもたちと，よく分け合う（おやつ・おもちゃ・鉛筆など）
> 5. カッとなったり，かんしゃくをおこしたりすることがよくある
> 21. よく考えてから行動する
> 22. 家や学校，その他から物を盗んだりする
> 23. 他の子どもたちより，おとなといるほうがうまくいくようだ
> 24. こわがりで，すぐにおびえたりする
> 25. ものごとを最後までやりとげ，集中力もある

アンケート用紙には，付加的な質問として，以下の質問が上記の記載部分の直下に記載されている．回答は，そのすぐ下の空白部分に記入するよう保護者に説明する．

"この他にご意見やご心配事がありますか？"

さらに，両面タイプの質問紙の裏面には以下の質問が書かれている．

（裏面の質問内容）

全体的に，お子さんは，下記のいずれか1つ以上の領域において困難を抱えていると思いますか？　情緒，集中力，行動，他人との付き合い

「はい」と答えた場合，それらの困難に関する以下の質問にもお答え下さい．

・それらの困難はどれくらい続いていますか？
　1カ月未満　1〜5カ月　6〜12カ月　1年以上
・それからの困難によってお子さんは動揺したり，悩んだりしていますか？
　全くあてはまらない　少しだけあてはまる　まああてはまる　かなりあてはまる
　（以下は省略）

● 4 〜 12 歳の保護者評価における点数の評価表

|  | 項目番号 | Low Need | Some Need | High Need |
|---|---|---|---|---|
| 《1》行為 | 5,7,12,18,22 | 0 〜 3 | 4 | 5 〜 10 |
| 《2》不注意・多動 | 2,10,15,21,25 | 0 〜 5 | 6 | 7 〜 10 |
| 《3》情緒 | 3,8,13,16,24 | 0 〜 3 | 4 | 5 〜 10 |
| 《4》仲間関係 | 6,11,14,19,23 | 0 〜 3 | 4 | 5 〜 10 |
| 《5》向社会性 | 1,4,9,17,20 | 6 〜 10 | 5 | 0 〜 4 |

（厚生労働省のホームページから一部改変）

● SDQ 日本語版を使用する場合の注意点

この検査が直接的に神経発達障害の診断に結びつくわけではない．現時点では，日本のカットオフ値が示されているのは，4 〜 12 歳児の保護者を対象にした場合のみであり，他の年齢や他の回答者の用紙

は英国のカットオフが使用されるため，日本の子どもの評価とは必ずしも相関しない可能性がある．

　この検査法を行うことを通して，保護者による子どもの理解を深めるための治療者との対話を進めるツールとして利用することも大切であり，それにより保護者による子どもへの支援を促進するという狙いを徹底することが必要である．

　また，子どもの年齢や回答した家族が誰か，回答した場所や家庭などの状況を考慮して判定結果を活用することも大切である．子どものQOL尺度の1つであるKINDL®と同様に親による回答が必ず子どもの実際とは合致しない例があり得ることも想定したうえで結果を解釈しなくてはならない．

　これらのことを実践するために，アンケートに付加的な質問が質問紙の最後と裏面に書かれており，検者はそれを活用すべきである．

　厚生労働省のホームページからもリンクされている既述したSDQのホームページ（http://www.sdqinfo.com/）から，詳しい解説などの資料も得ることができる．

## (5) 小児自閉症評定尺度（CARS）

● 検査の概要

　CARSは，自閉症スペクトラム障害の2次スクリーニング検査として開発されたものであるが，利用される情報量が多く，確定診断用検査としてもしばしば利用されている．この検査では，自閉症スペクトラム障害の重症度判定ができる点で有用であるとされる．専門的な知識や経験を必要とする検査であり，公認心理師など心理職による検査が必須であると考えられる．しかし，医師も習熟すれば可能であるとの意見もある．

　既述のようにコミュニケーションや社会性，こだわりを中心にさまざまな角度から被験児を評価するための15項目が設定されている．対象年齢は幼児から成人とされるが，青年期以降の自閉症スペクトラ

ム障害では自閉症があってもカットオフ値を超えない症例が多く，検査として適しているとはいえない．したがって，通常は幼児および児童に実施される．

　CARS の 15 項目とは，人との関係，模倣，情緒反応，身体の使い方，物の扱い方，変化への適応，視覚による反応，聴覚による反応，味覚・嗅覚・触覚反応とその使い方，恐れや不安，言語性のコミュニケーション，非言語性のコミュニケーション，活動水準，知的機能の水準とバランス，全体的な印象をいう．

● 検査の実施と評価法

　マニュアルに従った基準から客観的に評定を行い，点数化する．どの項目も 1 〜 4 点までを 0.5 点刻みで評定する．点数の基準は，以下の通りである．項目に正常ではないことが観察された場合，その行動の特異性，頻度，強度，持続時間を意識して，その異常さの程度を判定しなくてはならない．

> 同年齢の子どもに比べて正常範囲 1 点
> 同年齢の子どもに比べてごく軽度の異常 1.5 点
> 同年齢の子どもに比べて軽度の異常 2 点
> 同年齢の子どもに比べて軽度と中度の間 2.5 点
> 同年齢の子どもに比べて中度の異常 3 点
> 同年齢の子どもに比べて中度と重度の間 3.5 点
> 同年齢の子どもに比べて重度の異常 4 点

　各項目の点数を合計したものが，合計得点として検査用紙の表紙に転記される．カットオフ値は 30 点であり，以下のように判定される．

> 自閉症ではない（15 〜 29.5）
> 軽・中度自閉症（30 〜 36.5）
> 重度自閉症（37 〜 60）

CARS は，対象となる子どものことをよく知っている種々の医療職者に実施できることであるとされる．その基本的な方法は，いろいろな症状を観察することであり，主たる養育者へのインタビューも含めることが可能である．

● 15 項目の観察について

① 人との関係: 他の人との相互関係をもつさまざまな状況での子どもの行動
→ おとな，兄弟，仲間など相互関係をもつ機会がある構造化された状況と構造化されていない状況の両方で観察を行う．
② 模倣: 言語活動，非言語活動の両方で，模倣を行うかどうかを確認する．模倣させる行動の内容は，対象となる子どもが確実にできる能力範囲にあるものを選ぶ．
③ 情緒反応: 快適な場面と不快な場面の両方で確かめる．その状況における反応が子どもの情緒反応として適切か，不適切かを観察する．
④ 身体の使い方: 身体の動作の協応と適切さを評定する．奇妙な姿勢や動作，常同的動作や自傷行為のような逸脱行動の有無も評定に含まれる．身体を使う遊びやハサミなどの道具を使うなどの日常動作も評定対象である．
⑤ 物の扱い方: おもちゃその他の物に対して示す興味・関心を扱い方とともに評定する．不自然な扱い方をするかどうか，同年齢のほかの子どもが興味をもたないことに関心を示すかどうかも観察のポイントになる．
⑥ 変化への適応: 決まったパターンやルーチンを変化させると，どのような対応をするかを評定する．遊びのパターンや日常生活パターンの変化に順応できない場合は，どの程度できないか，どんな反応を示すのかも評定に入れる．
⑦ 視覚による反応: 子どもが物や教材を見るように言われたときの反応の仕方や何かを見ているときの様子，物や人を見るときの目の使われ方の観察，アイコンタクトをするかどうか，などViも評定する．
⑧ 聴覚による反応: 音を聴く行動の異常や音に対する普通ではない反応を評定する．人の声だけではなく，いろいろな音に対する反応を確かめる．

⑨ 味覚・嗅覚・触覚反応とその使い方: これらの感覚刺激に対する子どもの反応を評価する．子どもの反応が適切性を欠く，欠かない，を検討する．

⑩ 恐れや不安: 異常な怖がり方，理解できない恐れ，不安を示すかどうかを評定する．同じ程度の発達段階にある他の子どもたちが示す正常な不安反応と比べる．

⑪ 言語性のコミュニケーション: 話し言葉や言語の使い方のあらゆる側面について評定する．語彙数，文法上の構成，音色の質，声の大きさや発声のリズムも含む．代名詞の転倒，反響言語（オウム返し），喃語のように子どもたちに広くみられるものが消失する年齢を過ぎても残存していれば異常である．

⑫ 非言語性のコミュニケーション: 表情，姿勢，ジェスチャー，体の動きで非言語性コミュニケーションができるかどうか，本人が示すか，他人の示すものを理解できるかの両面を観察し，評定する．

⑬ 活動水準: 制約のない場面と制約された場面の両方で，どのように動くのかをみる．過剰な活動と無気力さは，この評定に含まれる．

⑭ 知的機能の水準とバランス: 知的機能の一般的水準，いろいろなタイプのスキルに知的なバランスがとれているか，知的領域間にアンバランスがあるか，を多面的に評定する．突出したスキルがあるかどうかも，含まれる．

⑮ 全体的な印象: 他の評定項目の結果を参考とはせずに，検査者の個人的・主観的な印象をもとに，自閉症ではない，軽度の自閉症，中等度の自閉症，重度の自閉症の順に1〜4点をつける．

　これらの評定項目についての詳細と留意点は，実施マニュアル（参考文献: 新装版　CARS小児自閉症評定尺度）に記載されている．実際の評定には，このマニュアルを参考にするとよい．なお，マニュアルには評定シートが付属しており，それをコピーして利用することが認められている．本来，他の検査も臨床における制限のないパブリックユースが認められるべきであると思うが，いかがだろうか．

●実施者の留意点と実施方法
　CARSはいろいろな場所でいろいろな医療職が実施できる便利な検

JCOPY 498-14547

査であるが，自閉症スペクトラムが対象児にあるかどうかを CARS 単独で決定してはいけないことは，他の心理検査と同じである．個々の子どもたちは，それぞれ固有の特徴をさまざまな側面でもっており，1 つの方法で把握できる部分だけを基に診断を行うと，しばしば誤りを生じる．

　心理臨床の現場での子どもの行動観察，両親の話を丁寧に聞くことはもちろん，さまざまな記録情報からも CARS の評定を行うための尺度項目に関する有用な情報を得ることができれば，それらを利用できる．実際の評定に際しては，15 項目すべてのデータが揃わなければ評価を行ってはならない．

　対象となる子どもの行動が同年齢の子どもと比べて正常ではないことが観察された場合，その行動の特異性，頻度，強度，持続時間を検討しなくてはならない．

## (6) DN-CAS 認知評価システム

　心理職による実施を要する DN-CAS 認知評価システムは，PASS 理論によって測定できる特定の認知処理過程における能力を評価するものであって，被験者のすべての認知過程の処理能力や知能全般を評価するものではない．PASS 理論は，プランニング，注意，同時処理，継次処理という 4 つのプロセスで認知処理過程を分析できるとする理論であり，同時処理と継次処理は情報処理の 2 つの様式であると理解されている．その基盤となるのは，認知過程は 3 つの機能的単位，すなわち，第 1 は注意，第 2 は同時処理と継次処理，第 3 はプランニングという機能単位から成り立つというルリアの考え方である．

　プランニングは「個人が問題解決の方法を決定し適用し，評価する心的過程」である．その処理過程はさまざまなレベルの複雑さをもった問題を解決する手段を提供するものであり，知識とともに注意や同時処理，継次処理が関与する．この過程は，プランの生成とともにセ

ルフモニタリングと衝動の制御が関与している．プランニングの処理過程は，子どもの単語学習などに多く含まれることから，単語のつづり方を使った検査を評価に用いることが基本的な手法になっている．

　注意とは「個人が一定時間提示された競合する刺激に対する反応を抑制する一方で，特定の刺激に対して選択的に注意を向ける心的過程」であるとされ，注意の処理過程は焦点的，選択的，持続的な努力を要する課題によって評価される．その例を以下に示す．

---

**注意の問題例**

次のように見える数字をみつけてください: 1　2　4　5

　　1 3 2 6 4 1 5 6 2 3 1 4 5
　　2 4 5 6 2 3 1 4 5 4 1 2 4

---

　同時処理とは「個人が分割された刺激を単一のまとまりやグループにまとめる心的過程」であるとされ，絵のような非言語的なもの，文章のように単語と文法の全体を同時に把握する必要がある言語的なものも，同時処理が必要となる．立方体を複数個組み合わせて作った立体物を提示し，視点を立体物の真上に置いた場合，真下に置いた場合，右あるいは左に置いた場合の見え方を描かせる問題によって，同時処理の能力を評価できる．

　継次処理は「厳密に規定された順序でそれぞれの処理が後続してなされる」機能であり，文の統語関係に基づいて文を理解することによって刺激の系列的次元を再生したり，繰り返し単語の系列を発音したり，単語あるいは単語の系列を順番に復唱したりすることを求めることで，評価できる．以下にその問題の例を示す．

---

**継次処理の問題例**

正解は，順に"黄色，黒，黄緑を青くする"である．
1. 黄色は赤い．赤いのは何ですか？
2. 黒が赤で青を緑にしました．何が赤を使いますか？

---

　1997 年に完成し，公開された DN–CAS 認知評価システムは，5 歳〜 17 歳 11 カ月の子どもを対象としたものであり，日本語版の実施・採点マニュアルは 2007 年に作成された．プランニング，注意，同時処理，継次処理の下位検査得点を同じ重みで合成した全検査標準得点〔平均が 100，1SD（標準偏差）が 15〕は，個人の認知機能の全般的なレベルの指標ではあるが，絶対的なものではなく，この指標を過大評価すべきではないとされている．

　プランニング，注意，同時処理，継次処理のそれぞれの下位検査の評価点数から計算されるそれぞれの PASS 標準偏差〔平均が 100，1SD（標準偏差）が 15〕は，子どもの認知機能を示すもので，認知処理における強さや弱さを同定するための指標である．これらの指標が DN–CAS 認知評価システムで最も重視される．

　このシステムには，標準実施と簡易実施がある．標準検査は 12 種のすべての下位検査が実施され，簡易検査は 8 種類の下位検査が実施される．

　標準実施で行われるのは，プランニング（数の対探し，文字の変換，系列つなぎ），同時処理（図形の推理，関係の理解，図形の記憶），注意（表出の制御，数字探し，形と名前），継次処理〔単語の記憶，文の記憶，発語の長さ（5 〜 7 歳），統語の理解（8 歳以上）〕である．

　簡易実施では，系列つなぎ，図形の記憶，形と名前，発語の長さ（5 〜 7 歳），統語の理解（8 歳以上）が行われない．

　所要時間は，標準実施で約 60 分，簡易実施で約 40 分である．

● DN–CAS 認知評価システムの実施方法

　他の心理検査同様，まず，子どもとのラポール（信頼関係）が成立していることが必要であり，検査室での机や座席の配置などは子ども

の注意を検査用具に向けるように言葉による教示と身振り手振りをうまく併用して，正確にマニュアルを実行することが必要である．

　実施に際しては，まず各年齢に適した問題を行うことを確認し，それぞれの練習問題を丁寧に実行し，子どもにやるべきことを正しく理解させる．

　検査実施に関する情報は「実施・採点マニュアル」と記録用紙の2つに印刷されている．それぞれの下位検査の欄に検査ブックやワークブックを使うかどうか，ストップウォッチや赤鉛筆が必要かどうか，時間制限，開始問題についての情報が書かれており，それに従って検査を実施していく．

　簡易実施でも標準実施でも，手順は同じである．下位検査の実施順序は，記録用紙の上から下へプランニング→同時処理→注意→継次処理の順番で行う．ただし，プランニングの問題は子どものやりやすい順番に回答してもよいが，注意の問題は必ず並んでいる順番に，つまり，左から右，上から下へと回答しなくてはならない．なお，問題を解く基本的な順番は年齢別問題番号として印字されている．

　4問連続で不正解した下位検査は，その時点で終了とし，次の検査に移る．一部の検査は終了条件が異なるので，用紙かマニュアルで確認が必要である．

　検査中は，子どもがどんな方略（問題を解くための作戦，策略）を使っているかを観察しなければならない．観察によって知ることができたものは「観察された方略」と呼ばれる．検査の後に子どもへの質問によって知ることができたものは「報告された方略」であり，どちらも方略評価に必要な情報であり，チェックリストのそれぞれに該当する項目にマーキングをしておく．問題を解く前に，子どもに準備ができているかどうかを尋ね，練習問題に関して理解できていない部分があれば，それをきちんと説明する．説明には，言葉だけではなく，身振り手振りを使ってもよい．教示とは，子どもに何が求められるかを伝えることである．バイリンガルの子どもや聴覚障害のある子ども

に対しては，その子どもが理解しやすい言語や文字あるいは手話を使って教示してもよい．検査者と子どもに言語の壁があるときは，通訳者を用意するなどの責任が検査者にあるとされている．

● DN-CAS 認知評価システムの採点方法

採点は，以下の手順によって行う．

---

① 下位検査の粗点を得る．
② 粗点を下位検査評価点に換算する．
③ PASS 尺度の下位検査評価点合計から PASS 標準得点を得る．
④ すべての下位検査評価点合計から全検査標準得点を得る．

---

粗点は，正答数，所要時間，所要時間と正答数，所要時間と正答数と誤答数のいずれかの基準で項目ごとに異なる採点法を採用する．

「図形の推理」，「関係の理解」，「図形の記憶」，「単語の記憶」，「文の記憶」，「統語の記憶」は，正しく回答できた問題の数であり，各問題の採点のルールに従って正解かどうかを判定する．

「系列つなぎ」と「発語の速さ」の粗点は，すべての問題の所要時間（秒）の合計であり，単純に秒数を足し合わせるだけでよい．

所要時間と正答数，つまり，正確さを基準として粗点を出すのは，「数の対探し」，「文字の変換」，「表出の制御」である．これらの下位検査では，所要時間と正答数（正確さ得点）を記録用紙の 14 〜 16 ページに記載されている比率得点換算表によって比率得点を得る．表の縦が所要時間であり，横が正答数である．この 2 つがクロスする場所に記載された数値が，比率得点という名の粗点である．

「数字探し」と「形と名前」は，所要時間と正答数および誤答数を加味した正確さを基準として粗点を求める下位検査項目である．正答数から誤答数を引いて得られる正確さ得点と所要時間を比率得点換算表に照らし合わせて比率得点（粗点）を得る．

下位検査評価点〔平均 10，1SD（標準偏差）3〕は，実施・採点マニュアルの表 A にある生活年齢毎の換算表によって得られる．4 種

類の PASS 標準得点は，それぞれに対応する下位検査の評価点の合計から得られる．PASS 標準得点は，実施・採点マニュアルの表 B を利用して得られる．

　検査の実施に問題がある，検査を受ける子どもの問題で検査を中断したなどの理由で，ある下位検査の結果が利用できなくなった場合には，標準実施を簡易実施に変更する方法と実際にできた 2 種類の下位検査の評価点数から 3 種類の合計評価点数をマニュアルの表から推定する方法のいずれかを選ぶことになる．また，簡易実施中に 1 つの下位検査ができない場合には，普段は標準実施で行う下位検査を代わりの検査として行ってもよい．

　全検査標準得点は，実施・採点マニュアルの表 B で得た PASS 尺度のそれぞれの標準得点を合計したものである．下位検査評価点の合計は記録用紙の表紙に記入し，標準得点を得るために用いる．マニュアルにある換算表から，標準得点，パーセンタイル順位，信頼区間を得ることができる．

● DN–CAS 認知評価システムの結果の解釈

**ステップ 1**: 記録した全検査標準得点，PASS 標準得点（プランニング標準得点，注意標準得点，同時処理標準得点および継次処理標準得点）をマニュアルに記載された表に基づいて，分類する．PASS 標準得点である 4 つの得点が類似した点数である場合には，その合計である全検査標準得点は，対象となった子どもの認知処理能力をよく反映すると考えてよいが，4 つの標準得点にばらつきが大きい場合には，そのような解釈はできない．そのため，全検査標準得点の意味を強調してはならず，4 つの標準得点との位置づけを考えた評価記載を誤解を生じないように工夫する必要がある．また，マニュアル上の分類カテゴリーが絶対的なものであるというイメージをもつべきではない．パーセンタイル順位によって，同年齢の他の子どもたちとの比較が可能となる．また，信頼区間は 90 ％水準の利用が推奨されることが多い．

**ステップ2:** 子どもの PASS 尺度の得点プロフィールに有意な差があるかどうかを決定するステップである．すなわち，4つの PASS 標準得点の平均値を求め，平均からの差を計算する（各尺度の標準得点から平均標準得点を引く）．プラスマイナスには関係なく，その差の絶対値を実施・採点マニュアルの表 D–1 および D–3 と比較し，その差が表の数値と同じ，あるいは，より大きい場合には，有意な差があるとみなす．もし，プラスで大きな差があれば，その指標については優れているといえるし，マイナスで大きな差があれば劣っているといえる．なお，有意ではない場合，その差は偶然によるものと判定する．このようにして PASS 尺度の個人内の差は，その個人の認知処理機能の強い部分と弱い部分を示すと考えられる．強い尺度は記録用紙の S（Strength: 強い），弱い尺度には記録用紙の W（Weakness）に丸印をつける．

　PASS 尺度に個人内較差がある場合，標準化サンプルのデータと比較して，その子どもの能力レベルを考える必要がある．つまり，尺度間に個人内較差があり，弱い尺度の得点が 90 を下回る場合，その尺度が弱くて認知的弱さがあると判定すべきである．

　この検査法では，個人内での強い，弱いと標準化サンプルのデータとの比較での強い，弱い，について二重判定を行うことに注意する必要がある．標準サンプルのデータとの比較には，個人のデータを実施・採点マニュアルの表 D–2 および表 D–4 と比較する．なお，PASS 尺度同士は，そのまま数字を比較することで単純比較が可能である．

**ステップ3:** それぞれの PASS 尺度の下位検査の評価点同士の差を検討する．4種類の PASS 尺度のうち，弱い尺度が，どの下位検査の影響を大きく受けて弱いという判定がなされたのか，あるいは全般的に弱いのかを検討できる．これは，子どもの能力をさらに詳細に検証できる利点はあるが，付加的な検討であることに留意する．

**ステップ4:** 全検査標準得点および PASS 標準得点と学力の関連性を

分析することはアメリカ版では統計学的に行われているが, 日本ではアメリカのカウフマン教育的学力検査は実施されておらず, PASS の各尺度と学力の関連性を試験問題の内容などを吟味して検討することが学習困難に対応する場面では, 必要なことがある.

**ステップ5:** 一般的に認知機能の検査は, 少なくとも2回は行って時間経過による変化を確認することが大切であるとされる. マニュアルには, 標準実施と簡易実施それぞれについて1回目の実施結果から, 時間経過による2回目の実施結果の予測標準得点を求めるデータの一覧表として表F-2が掲載されている. 実際の2回目の結果が, その予測標準得点が予想と大きく異なるかどうか, を検討する. 例えば, 学力向上のための教育プログラムの実施前に1回目, 実施後に2回目の評価を行った場合, 2回目の結果が予測範囲よりも下であれば教育プログラムの効果が明らかになかったことになり, 予測範囲を上回っていた場合には教育プログラムの効果が明らかにあったと判定できる.

● DN-CAS 認知評価システムの応用

神経疾患の回復経過ないし悪化経過を観察する, 学習困難の原因として認知機能の評価をし弱点を探索して学習指導に役立てる, 神経発達障害児のプロファイリングなどに応用されている.

## (7) ベントン視覚記銘検査

この検査法は, 脳疾患において視覚認知・視覚記銘および視覚運動の分析に有用であることが証明されている. フランスでは脳損傷の局在部位との関係が確認され, ドイツでもその有用性が認められた. この検査法は, 脳損傷児と心理的情緒障害がある児の鑑別にも役に立つことが示されている. 本来は, 8歳から老人までを対象とする非言語性検査として利用されてきた. 図版記銘テストという非言語性検査であることから, 生活環境や学歴, 聴覚機能などの影響を受けずに評価できると考えられている. 習熟すれば医師にも実施可能であると思われる.

JCOPY 498-14547

1つの図版形式は10枚の図版からできており，3組ある同質の図形形式を活用して，練習効果と習熟の可能性を回避して再検査ができるという特徴がある．実施方法は，施行A（10秒提示再生），施行B（5秒提示再生），施行C（模写），施行D（10秒提示15秒後再生）の4つの施行形式がある．

採点方式は正確数と誤謬数の2方式があり，誤謬数は省略，ゆがみ，保続，回転，置き違い，大きさの誤りの6部門（63種）に分類されるが，いずれも客観的に採点できる．正確数は全般的成績水準を評価するために用いられ，誤謬数は詳細な質的分析に用いられる．記録用紙には誤謬63種の記号が印刷されており，該当欄に○印をする．左，右別を含む8部門の集計や，再検査結果との一覧対比が簡単にできる．

日本では幼稚園児から中学生までを対象にした諸研究から，どの年齢でも日本語版が作られた当初の子どもたちのデータに比べて正解数の平均と標準偏差値が上昇していることが確認され，ベントンのデータよりも2～3歳程度発達が進んでいることが示された．そのため，最近は6歳以上の児を検査対象とするようになった．なお，得点と標準偏差値の年齢的変化には性差はないとされる．幼稚園児から高校生までの基準値や聴覚障害児のデータは，日本語版の「ベントン視覚記銘検査」に記載されている．

健常被験者において，施行Aの成績は知能水準との相関性が高いことが確認されており，14～15歳までは検査成績と暦年齢の間にも相関関係があるとされる．ただし，施行Dについては，臨床診断的使用に十分な確固とした基準は示されていない．

● 実施方法の概要

**検査に必要な用具**

図版カード（形式Ⅰ・Ⅱ・Ⅲ）：通常は形式Ⅰの図版10枚を用いる
描写カード（カードと同じ大きさの白紙10枚）

鉛筆
消しゴム
ストップウォッチまたは秒針のある時計

● 実施手順

　図版10枚を1枚ずつ被験者に提示して鉛筆を使って描写用紙に描
かせる．用紙は横向きとし，消しゴムも一緒に手渡す．定規やコンパ
スは使用させない．検者に向き合って座る被験者にとって見やすい位
置に図版カードの綴りを置き，1枚ずつ提示する．このとき，図版の
裏面の白紙が検者側にくることが必要である．

① 施行A（即時記憶）
　図版を10秒間提示して，描画用紙に図版を見ないで提示した
　図版を描かせる．
② 施行B（即時記銘）
　図版を5秒間提示して，その図版を描写させる．
③ 施行C（模写）
　被験者に描画用紙と鉛筆，消しゴムを手渡し，図版を1枚ずつ
　提示して模写させる．教示は，"できるだけ原図に近くなるよ
　うによく見て描く"という程度にとどめることが必要である．
④ 施行D（遅延記銘）
　被験者に図版を10秒間提示し，提示終了から15秒後に見た
　ものを描写させる．この15秒間に検者と被験者の会話は行わ
　ないで，記憶に集中するように教示する．

● 採点方法

　マニュアルに従って採点すると，この検査は異なる検者間での採点
結果の相関計数はR＝0.95と採点結果の一致率はきわめて高い．
　各図版の正確さは「全か無か」"all-or-none"の原則によって採点
され，1か0の得点が与えられる．各施行で図版は10枚であるか
ら，得点はそれぞれ0～10点となる．この点数を正確数とよぶ．

**JCOPY** 498-14547

正確ではないと判断した図形の数は誤謬数と呼ぶ．誤謬は，省略，ゆがみ，保続，回転，置き違い，大きさの誤り，に大別され，それぞれマニュアルに従って 63 種類に細分化され，記号化される．

採点・記録・解釈はいずれも記録用紙を使用して行うことができる．記録用紙は，再検査が必要な場合に備えて，2 回分の記録スペースがあり，検査結果を比較できる．

● 診断的解釈

ベントン視覚記銘検査で成績の低下を示す最も大きな要因は，大脳の損傷ないし疾患の存在であるとされている．この検査は，視覚記銘，視覚構成の検査であり，この種の検査は大脳病変の影響を最も鋭敏に示すと考えられている．ただし，大脳病変を考える前に，この検査における欠陥成績（誤謬）の決定因子を考慮する必要がある．

特に重要とされる要因は，①敵愾心，非社交性あるいは妄想がある患者に観察される適切な努力の欠如，②抑うつの程度が強く記憶の再生ができない患者，③重症身体疾患により消耗している患者は，努力の仕方とエネルギー水準に関連して本来の検査成績が発揮されないことがしばしばある．統合失調症の自閉的忘我の状態では奇妙かつ巧妙な複雑な描画を持続的に示すことがある．文化的ないし教養の問題による描画能力の欠如，あるいは知的無能力を装った被験者による欠陥成績もあり得る．

大脳病変存在の唯一の指標は，認知と再生の指標である正確数あるいは誤謬数である．年齢をあわせた対照群のデータの比較によって，これらの指標による大脳障害患者を識別できる．大脳疾患患者は健常対照群に対して，周辺図形省略，回転誤謬，大きさの誤り，の各範疇で特に多くの誤りを示す．

周辺図形再生の失敗は，動的視野の全般的狭窄に関係があり，特に頭頂葉～後頭葉損傷がある患者の多くに認められる．他の誤謬がない場合，この部分の障害がある可能性はさらに高いとされている．

回転誤謬は健常対照者にも観察されることが少なくない誤謬であ

る．最も多く現れやすいと考えられる回転誤謬は固定回転であり，これはごく一般的に起こり得るとされる．しかし，健常群に比べて脳疾患患者では他のタイプの回転誤謬に対する固定回転の出現頻度が高くないとされている．

健常者に比べ，大脳疾患患者では大きな図形と周辺図形の大きさの関係を誤る，相対的な大きさの誤りが出現することが多く，かつ，その誤りに再現性がないことが多い．

非前頭葉損傷症例では，前頭葉損傷症例に比べて平均成績水準が低い．右半球損傷では，視覚認知および視覚構成力の機能は左半球損傷よりも低下し，成績が低くなる．視野半分の障害は，反対側大脳半球の機能障害を示すと考えられる．

小児では，平均的知能のある者の約4％が欠落成績を示し，約15％がボーダーラインの成績を示すことが知られており，成人に比べると健常者と大脳損傷患者の鑑別は鋭敏ではない場合があり得ることを理解しておくべきである．年齢に比べて高い成績を示す小児も少なくない．したがって，児童の歴年齢から予測される点数を下回る得点の場合を意味あるもの，障害の基準として扱うべきである．脳損傷児の28％は欠陥成績（低い偏差点）を示すが，情緒障害児では4％に欠陥成績がみられるに過ぎない，という報告もある．

検査成績が欠陥を示すのは，視覚認知，視覚運動，視覚記銘，視覚構成のいずれか，または複数に機能低下がある場合であると考えられるが，他の検査との比較や日常生活の状況を考慮すると必ずしも障害部分を決定できない症例が少なくない．

## (8) TK 式幼児用診断的親子関係テストと TK 式診断的新親子関係テスト

● TK 式幼児用診断的親子関係テスト

第Ⅰ部と第Ⅱ部の2部構成になっている．第Ⅰ部は親の良くない態度を自己診断するためのものであり，第Ⅱ部は親の態度の良い点を

| 5つの態度と10種類のタイプ | | |
|---|---|---|
| 拒否的態度 | ①不満型 | ②非難型 |
| 支配的態度 | ③厳格型 | ④期待型 |
| 保護的態度 | ⑤干渉型 | ⑥心配型 |
| 服従的態度 | ⑦溺愛型 | ⑧随順型 |
| 矛盾的態度 | ⑨矛盾型 | ⑩不一致型 |

確認するためのものである．幼児には十分な回答能力があるかどうか
が定かではないことを理由に，親に対する質問紙として作成されてお
り，親のための自己診断テストとしても利用されることが多い．その
ため，医師や医療職による実施も容易である．

　この検査は，基本的には保険点数は請求できないが，この検査法を
発展させた小学生や中学生を対象とするTK式診断的新親子関係テス
トは保険収載されている．

　また，カウンセラーがクライアントの親子関係や子育てにおける親
の態度の概要を知るための面接の効率化を目的としても利用されるこ
とも，この検査の開発目的である．

　第Ⅰ部は，親の態度を以下の5つのタイプと10種類のタイプ（型）
に分類するための10領域の質問が並んでいる．

　第Ⅱ部は，親の良い点について，50の質問を配列したチェックリ
ストである．つまり，問題点だけを指摘するのではなく，良いところ
を見つけて伸ばそうとする姿勢が必要であることを意識した構成がな
されている．

● 実施方法と注意事項

　人は，他人によく観られたい，体裁を整えたい，よい親だと思われ
たいという意識に往々にして左右されやすい．そのため，質問紙に対
する回答が世間体を気にして本音を隠蔽したものになってしまって
は検査を行う意味がない．そのため，検査には教示が必要である．ま
た，この検査はあくまでも有用な参考の1つであり，その結果は絶

対的なものではないので，緊張しないように伝えることもしてよい．

　教示の例:「この検査は，それぞれの親が，自分自身の子育てについて，反省の材料を得るための鏡のようなものです．結果を他人に話したり，教えたりするものではなく，あなた自身が親としての自分をみつめるための道具です．有効に活用するために，ありのままに，気構えることなく記入してください．回答していただけますか？」．

　回答者の同意を得ることができれば，回答方法について以下のように説明する．

　「制限時間はありません．具体的な記入の仕方は用紙の表紙に書いてありますので，よく読んでから始めてください．記入は，1のほとんどあてはまる，2の少しあてはまる，3のあまりあてはまらない，4のほとんどあてはまらない，のどれかを選んで丸印をつけてください．決めにくい場合もあるかもしれません．そのときは，いちばん近いものを選んで，丸印をつけてください．必ずすべての質問であてはまるものを選んでくださいね」．

● 採点方法

・第I部の採点

　○印がついている番号がそのまま得点になる．つまり①なら1点，②なら2点，③なら3点，④なら4点とする．回答用紙の問題番号①〜⑩が項目に該当し，それぞれ○がつけられた数字を横方向に合計し，得点欄に記入する．

　得点欄に記入した数字を"幼児用親子関係検査　診断グラフ・結果の見方"という用紙の集計表の合計得点欄に写す．また，問題番号(1)の得点は，集計表の「①　不満」の合計得点欄に写す．

　集計表の下にあるパーセンタイル換算表から，合計得点の換算値を調べ，その換算値を集計表のパーセンタイル欄に記入する．

　無回答の質問がある場合，その質問の得点は3点とする．また，1つの項目（問題番号）に無回答が3つ以上ある場合は，その項目は採点せず，合計得点欄に斜線を引く．

JCOPY 498-14547

集計表の得点を確認しながら，診断グラフにパーセンタイル値をプロットし，「① 不満」から「⑧ 随順」までは，印を線で結ぶ．父親は黒，母親は赤を使うことで区別する．「⑨ 矛盾」および「⑩ 不一致」はパーセンタイル値の印だけをプロットする．つまり，採点した全項目のパーセンタイル値を利用する．

・**第Ⅱ部の採点**

第Ⅱ部で評価する質問項目に該当する回答が出された場合，回答用紙の問題番号に○がつく．○がついた数を数え，集計表の該当する欄にその数を記入する．

● 結果の見方と活用方法

父母の結果を同じグラフに示すことで，比較できる．グラフは個々の項目に注目するのではなく，全体の広がりを鳥瞰することが大切である．広がりが大きいほど問題点が多く，広がりが少ないほど問題点が少ないと判断される．

次にグラフ全体を眺め，上下左右いずれかの方向に偏っていないかどうか観察する．上方に偏っている場合は支配的な態度，下方に偏っている場合は服従的な態度，左方に偏っていれば拒否的な態度，右方に偏っていれば保護的な態度が強く出る傾向があると判断される．矛盾的態度については，グラフの下に記載されている．

グラフの①〜⑧で外側に角張って出ているところがあれば，問題性が強いことを示唆しており，その数が多いほど問題が多いことを示唆する．

得点の程度はパーセンタイルを基準にした同心円を基準に評価する．50パーセンタイル以上は問題性の少ない「内ゾーン」であり，20〜50パーセンタイルはやや問題性がある「中間ゾーン」，20パーセンタイル以下は問題性の多い「外ゾーン」である．

ただし，「内ゾーン」にあるから特に良い，という意味ではなく，過大評価も過小評価もしてはならない．良い程度については，"幼児用親子関係検査　診断グラフ・結果の見方"という最終的に写しを被

験者に提供してもよい用紙に解釈法が記載されている.

　結果を活用するには,親の態度の分類した型についての理解が必須である.型（タイプ）とは,特徴を意味し,親が1つの型に片寄っているという意味ではない.1人の親はいくつもの特徴（型）をもっている.

● 親の態度の5つの型と10の分類の概要

**a. 拒否的態度**

　親の愛情に関係なく,子どもが親に拒否されていると誤解しやすい態度であり,愛情が乏しい親よりも,愛情の演出が苦手な親が多い.

　①不満型: 何となく子どもと馴染めない,子どもに不満がある,何となく嫌,ほかの子どもに比べてかわいく思えない,子どもを相手にしない,などの親.

　②非難型: 子どもを悪く言う,必要以上に非難する,あるいは体罰や心理的な罰を与える,どなりつけるなどの態度をとる型.

**b. 支配的態度**

　親の考え方を子どもに押しつけ,強い統制力で子どもを支配しようとする態度.自分本位な親にみられることが多い.

　③厳格型: 子どもの気持ちを無視し,自分が考える枠にはめ込もうとし,子どもの反抗を許さない型.

　④期待型: 子どもの能力や好み,感情などを無視し,親の希望を押し付ける型.

**c. 保護的態度**

　子どもの世話を焼きすぎる,心配しすぎるなど,子どもの年齢に相応しくない扱い方をする親の態度で,過保護な親という表現がわかりやすい.

　⑤干渉型: 子どもが失敗しないように何につけても口やかましく干渉する,指示する手を貸す,子どもに責任をもたせて見守ることができない,子離れできない.

**JCOPY** 498-14547

⑥心配型：子どもの健康や安全，成績，友人関係などいろいろなことに過剰に心配をし，むやみに過保護になる親．

## d. 服従的態度

子ども本位で見境なく可愛がり，子どもに奉仕し，躾など基本的な家庭教育ができない型である．

⑦溺愛型：猫かわいがりという言葉が当てはまる．ひたすら可愛がるだけで，親として責任をもって教育するつもりはなく，子離れができず，善悪の判断もなく子どもの味方になる以外のことはできない型．

⑧随従型：子どもの言いなりになり，子どもの侍従のようにサービスする親．子どものためならどんな犠牲を払っても子どもの希望を実現しようとする型でもある．

## e. 矛盾的態度

気まぐれな親の態度に一貫性がないタイプと両親の態度や子どもに対する扱いが極端に異なる例があてはまる型である．

⑨矛盾型：感情を自己統制できない親がそのときの気分で子どもを厳しく叱ったり，逆に極端に甘やかしたり，指導に一貫性がない態度を示す型であり，自分の気まぐれさを自覚していない親もいる．

⑩不一致型：両親それぞれの子どもに対する指導方針や態度が極端に異なり，両親が互いに不仲・不和であったりすることが子どもの態度を増悪させていることが少なくない型である．

この検査法の実施の手引では，これらの型について具体的な親の例が示されており，その親によって子どもがどんな影響を受け，どんな問題のある子どもになる可能性があるかを具体的に解説されている．また，第Ⅱ部の親の良い面に関しては，その得点の見方の解説は“幼児用親子関係検査　診断グラフ・結果の見方”に記載されている．

この検査は基本的にカウンセリング用であり，回答を記入する用紙がそのまま被験者に対する解説書を兼ねている．また，別売の両親向

けの一般図書「あなたはよい親？　よくない親？」も詳しい解説書として刊行されている.

● TK 式診断的新親子関係テスト

　TK 式幼児用診断的親子関係テストと，その小学生用および中学生用の改定版である TK 式診断的新親子関係テストは，サイモンズの親子関係の心理学理論に基づいて開発された検査である．サイモンズの考え方による親子関係のタイプは，拒否的，支配的，保護的，服従的，矛盾・不一致的な態度に分類される．拒否的態度を不満，非難，支配的態度を厳格と期待，保護的態度を干渉と心配，服従的態度を溺愛と盲従，矛盾・不一致的な態度を矛盾と両親間の不一致のようにさらに細分化し，その特徴を捉えるための質問紙による幼児から学童までの両親および学童に対する TK 式診断的親子関係テストが開発され，その後，小学生用と中学生用が改定され，公開されたものが，この TK 式診断的新親子関係テストであり，多くの医療者にも手軽に実施できることが最大のメリットである.

　親子それぞれに 120 の質問項目を用いた第 1 次予備試験によって，親子それぞれに 100 項目からなる質問が装備され，第 2 次予備試験により質問用紙が確定された．小学生および中学生における標準化を行う本試験を経て，現在の形態が作られた．なお，小学校 1 年生と 2 年生は，子どもの理解力を考慮して親用のみ質問紙が作成された.

● 実施方法

　親のあら捜しをするための検査ではないことを，被験者親子に説明することがまず大切である．さらに，この検査は，子どもをよりよくするための親のあり方を学ぶための参考資料を提供することが目的であることを理解させる必要がある．結果のフィードバックに際しても，親と子の立場になって，丁寧に説明する必要がある.

　以上のことができれば，質問紙を親用と子用を各人に手渡し，回答方法を説明し，自分で記入して回答をしてもらう．回答時間には制限はない.

小学生用も中学生用も同じ解答用紙を使用する．親も子も質問項目の文章を読んで，あてはまると思うものをイ・ロ・ハ・ニのどれかを選んで○をつけるように教示する．ぴったりあてはまらない場合は，最も近いものを選ぶように説明する．

● 採点方法

　親用，小学生用，中学生用ともすべて共通で，○印がつけられた番号がそのまま点数になる．1つの問題に2つの選択肢に○がついている場合は，より右側の○がついた数字の点数を採用する．その得点を横向きに合計し，用紙の右端の得点欄に記入する．3つ以上の選択肢に○がついている場合は，採点から除外し，得点欄には斜線を引いておく．

　診断グラフは，得点欄に記入された得点と同じ数字を○印で囲み，①から⑧までは線でつなぎ，⑨と⑩は○印をつけるだけとする．

　診断グラフは，外側ほど親子関係に問題があると表示されており，最も外側には「危険地帯」と印字されている．最も内側が「安全地帯」であり，両地帯の中間は「中間地帯」と印字されている．これらの地帯は，幼児用 TK 式診断的親子関係テストにおける「内ゾーン」，「中間ゾーン」および「外ゾーン」と位置関係も意味も同じであると考えてよい．母の結果と父の結果を同時に色分けして記入し，親の態度を分析することに関しても同じである．

　小学生用および中学生用の回答用紙の点数をもとにした診断グラフでは，「子どもからみた父親」と「子どもからみた母親」の態度にどのような共通性や相違があるかが表現される．

　父，母それぞれのグラフを広がり方，偏りの有無と程度，グラフの鋭角な部分の有無，両親間のずれ，親子間のずれはどうかを検討する．なお，矛盾と不一致については，○印の位置によって判定する．

● 利用の仕方とその注意点

　医療現場などでは，対象児の家庭環境の一端を知る手段の1つとなり得るが，常に変化しえるものであることを理解し，決め付けないことが必要である．それは，児や両親に対するカウンセリングや指導

に際しても同様である．

## （9）AQ日本語版・児童版（Autism-Spectrum Quotient Children's Version）

　自閉症傾向は健常レベルから障害レベルまで連続性をもったものであり，社会的な障害を起こし得るコミュニケーション障害という連続性をもつという特徴がある状況であると換言できる．この連続性のある障害を引き起こす要因は複数存在すると考えられ，その組み合わせによって多様な症状は出現すると考えられている．自閉症スペクトラム障害とは，その一連の症状が社会生活への適応に対して一定レベル以上の支障を与えている場合に診断される疾患名である．

　AQは自閉症スペクトラム障害の特徴的症状に関連することがらに関連した内容の有無を質問紙によって問う検査法であり，英国のBaron-Cohenらにより，このような自閉症スペクトラム障害という疾患概念の妥当性を検証するために，知的障害を伴わない成人の自閉症スペクトラム障害患者を対象に検討を行うためのツールとして開発された．

　この研究により，定型発達を遂げた成人とそれらの患者群をAQの点数を基準として明確に識別できることが報告された．

　その後，Baron-Cohenらは，7〜15歳までを対象とした児童用AQを作成し，その保護者を質問に対する回答者として検査を実施することで，患者群と正常コントロール群を区別できることを示した．

　2004年に，AQを日本語化した若林明雄らの研究により，日本の高機能自閉症スペクトラム障害成人患者と定型発達を遂げた成人がAQ日本語版により明確に区別されることが示され，2007年には児童用AQ日本語版が同様の機能を果たすことが検証された．

　児童用AQ日本語版の標準化は，WISC-IVのFIQが85以上の知的に問題がないと判断される保護者を対象に実施され，どう回答するかを判断できないケースに対応するために"わからない"という選択肢

を解答欄に独自に加えた質問紙を用いて，Baron-Cohen らの方法に従って実施された．これにより，対象となる児の知能水準とは関係なく自閉症傾向を評価できると考えられる．

　日本の児童については，コントロール群と児童自閉症スペクトラム障害群を最もよく識別するカットオフ値は 25 点であることが示され，小学生から中学生では児童用 AQ で測定される定型発達児の自閉症傾向には発達的な差異は認められないことが示された．同時に，定型発達児の自閉症傾向にも自閉症スペクトラム障害児の自閉症傾向にも一定の個人差があることが示され，自閉症スペクトラム障害の疾患概念の妥当性が示された．医師や多くの医療者によって実施可能である．

● AQ 児童用日本語版の内容

　AQ 児童用日本語版は，成人用と同じく，“社会的スキル”（質問項目 1，11，13，15，22，36，44，45，47，48），“注意の切り替え”（質問項目 2，4，10，16，25，32，34，37，43，46），“細部への注意”（質問項目 5，6，9，12，19，23，28，29，30，49），“コミュニケーション”（7，17，18，26，27，31，33，35，38，39），“想像力”（質問項目 3，8，14，20，21，24，40，41，42，50）の 5 つの領域から構成されている．

● AQ 児童用日本語版の問題点

　この検査では，対象となる児が同年齢の他児に比べて，各領域〜項目の内容について，どのような傾向を示すのかが回答されていると考えるべきであり，発達過程でそれがどのような変化を示すのかは不明であり，絶対視はできない．この検査を使用する場面がどのようなものであるかにかかわらず，検査としての尺度内容を十分に理解し，相対的なものであることを意識するなどの注意が必要であり，それを考慮したうえで慎重なフィードバック（検査対象児とその保護者への結果の説明やアドバイス）を期す必要がある．

　また，50 の質問項目のうち，29 と 30 の 2 つの項目は，コントロール群と患児群では回答に有意差がないことは日本の児童でも英国の児

童でも同様であり，これらの項目の修正や保護者による回答が困難で
あると思われる項目の修正が必要性の検討を行うべきであるとの問題
提起もなされている．

● AQ 日本語版の使用に当たっての注意

　AQ 日本語版（一般用・児童用）は，その開発者である若林明雄と
原著者 Baron-Cohen との協議により，一定の条件を満たせば，医療
機関などでの臨床使用が認められている．現在，国公立病院を含む
100 以上の医療機関などが条件を遵守して使用している．詳細につ
いては akiow@L.chiba-u.ac.jp 千葉大学若林教室もしくは akiow@
faculty.chiba-u.jp 千葉大学子どものこころの発達教育研究セン
ター・若林明雄教授に問い合わせることができる．私も若林教授に丁
重なメールで AQ 日本語版の使用許可をいただき，論文などでの紹介
方法についてもご教示いただいた．ここに謝意を表したい．

　なお，現行の AQ 児童用日本語版の質問項目は，以前に公開された
ものに部分的な修正が行われており，今後も追加される可能性が否定
できないことから，本書では記載しない．

## (10) CAS 不安測定検査

　イリノイ大学の R. B. Cattell らによって 1957 年に刊行された
Cattell Anxiety Scale の日本語版が，CAS 不安測定検査（性格検査
と精神健康度の測定尺度）として，1961 年に初版が刊行され，1963
年に改訂版が刊行された．正式には，"C. A. S. 不安測定検査" と
記載されるが，本書では CAS 不安測定検査と記載している．

　原著はアメリカ版であり，文化的に日本とは異なる面が多々あるた
め，そのまま日本で原著を利用することはできないと考えられたこと
から，日本語に翻訳されたものを統計学的に検討し，修正を加えて日
本語版が作成された．

　中学生から大学生までの対象者が，質問紙を読んで，あてはまるも
のに○印をつけて回答し，10 分程度で実施でき，採点も 1 分程度と

いう短時間でできる検査である．カウンセリングや治療を必要とする強い不安を抱えた人物を抽出するという目的をもった検査であるが，適性検査の1つとして使用されることもある．

　習熟すれば，医師にも実施可能な検査である．

　この検査で得られる情報は，以下の2つである．

① 10段階標準得点：他の人と比較した相対的な不安の高さ
② 下位尺度としての因子得点およびプロフィール：自我統御力の欠如，自我の弱さ，パラノイド傾向，罪悪感，衝動による緊迫という不安を構成する5つの性格特性を検討することで，不安の構造を理解するためのもの

　5つの因子を概説すると，以下のようになる．パラノイド傾向を"疑いやすさ"と表記している既述や衝動による緊迫を"欲求不満による緊張"と表記している既述をみかけることがあるが，改訂版の日本語解説書には，以下のように記載されている．

● 不安を構成する5つの因子とその略号

　以下の5つの因子に関連する質問項目がそれぞれ8つ，合計40項目の質問からなる質問紙に被験者が自記回答する検査である．各因子についての得点を因子得点，その合計得点を不安得点と呼ぶ．

① Q3（−）人格統御力の欠如または自我感情の発育不全：感情や行動を吟味し，統御していこうとする意識の不足を示す因子．
→得点の低い者は自己統制力に富む傾向があり，高いものは自己統制力が乏しく，性格的に弱い傾向があると考えられている．
② C（−）自我の弱さ：自我の成熟不足を示す因子．→得点の高い者は，情緒的に不安定で自信が乏しく引っ込み思案である傾向があり，低い者は，安定した自信をもつ傾向にあると考えられている．
③ L 疑い深さまたはパラノイド（偏執的）傾向→得点の高い者は，嫉妬心をもちやすく疑い深い傾向があり，対人関係が悪化しやすいので孤独になりがちなどといわれている．得点の低い

者は，順応しやすく，サッパリとした性格を示す傾向があると
される．

④ O 罪悪感：無価値観や憂うつ感を含む因子．→得点の高い者
は，不安感が強く，臆病でくよくよしやすいとされる．得点の
低い者は，自信がある，順応性に富むなどの特色を示す傾向が
あると考えられている．

⑤ Q4 欲求不満による緊張または衝動による緊迫→得点の高い者
は，衝動による緊張感が高く，興奮しやすい，怒りっぽい，神
経質などの傾向を示すとされる．得点の低い者は，冷静で，落
ち着いているなどの傾向があると考えられている．

● 検査の妥当性について

　統計学的な内部妥当性を検証して作成された CAS 不安測定検査
は，臨床的に有用性があるのかどうかが検討されている．例えば，健
常な人とノイローゼ，精神病患者などとのデータを比較し，統計学的
に明らかにこれらの対象を正確に弁別できることが確認されている．
つまり，5つの因子得点は，これらの対象者によって有意に異なる値
を示すことが確認されている．また，ノイローゼで不安が強い患者に
おいて，カウンセリングの効果とともに不安得点が有意に低下するこ
とも確認されている．つまり，臨床に応用する妥当性がこの検査にあ
ると考えられる．また，中学生と高校生および大学生を対象にした標
準化も行われており，解説書に数値データが記載されている．

● 実施方法

　集団実施も可能な検査ではあるが，医療現場では一般に個別検査と
して実施する．検査を行うに当たっては，被験者がなるべく緊張しな
くてよい雰囲気が作れるようにサポートの確立が必要であり，リラッ
クスできる環境下で検査用紙を被験者に手渡して，2ページにわたる
「実施上の注意」をゆっくり読み上げ，自由に回答するように伝える．

　"不安測定検査であること"を被験者に教えると，不安が増大や，
被験者の動揺を悪化させるなど，好ましくない影響を及ぼす可能性が

あるため，この検査をマニュアルや検査用紙の記載にあるように，「性格検査と精神健康度の測定検査である」と説明し，心理検査であることは言わないほうがよいとされている．「テストの結果は秘密にされる」ことを説明し，5ページ目に移動する前に切り取り線から右側を切り取って回答を記入するように伝える．回答に長時間を要する被験者には最初に思い浮かんだ答えを記入するように促す．間違ったときには，間違ったほうを塗りつぶすように指示する．

● 採点方法

解説書に添付されている紙製の「CAS採点盤」を解説に従って用紙に合わせ，上から4問ずつ区切るとQ3（−），C（−），L，O，Q4の順に各因子の得点が計算できるようになっている．採点盤の枠内に見える×印を，左右（はい，いいえ）なら2点，真ん中（どちらでもない）なら1点として加える．

5つの因子別の得点計を用紙の右側の各因子の記号のところに記入し，その合計を不安粗点（総合）とよび，これを計算する．

検査用紙の1ページにある粗点欄に5つの因子得点と不安粗点（総合）を記入し，解説書の23〜25ページにある性・年齢別換算表から10段階標準得点を求め，標準得点欄に記入する．

標準得点をプロフィール上に記入する．1〜10までの該当する点を○印で囲み，○印の間を直線で結ぶ．

● 得点の解釈

a. 不安得点について

不安得点（標準得点）は，この検査の第1の目的であり，以下のように解釈される．

8〜10点：不安神経症など留意すべき問題がある可能性が高い．
7点：不安が普通より高く，注意した観察が必要で，カウンセリングが望ましい．
4〜6点：不安の強さは一般的であると判断でき，普通の仕事に

JCOPY 498-14547

　　ただし，神経症と健常者の間には，一部点数がオーバーラップする
個人の存在が知られており，点数を絶対視することは誤りを招く原因
となり得ることを知っておくべきであり，診断は常に患者に関する他
のさまざまな資料とともに考える必要がある.

　　心理的問題がある場合，この検査を期間をあけて経時的に行うこと
で，心理療法，薬物療法，環境の変化などの影響を知ることができる
手段の1つになると考えられている.

**b. 因子得点について**

　　因子得点やプロフィールは，各被験者の不安の構造を知るための参
考として用いることができる．ただし，CAS不安診断検査は不安全
体を測定することを目的としており，因子得点の各項目数は多くな
く，独立して用いることは避け，おおよその推測用と考えるべきであ
るとされる.

## (11) ベンダー・ゲシュタルト検査（BG検査：ベンダー視覚・運動ゲ
シュタルト検査）

　　心理職による実施が望ましいBG検査（BGT）の理論的基礎は，そ
の名前の通り，ゲシュタルト心理学にある．ゲシュタルト心理学が登
場する以前の心理学では，精神現象をバラバラにあるさまざまな要素
が束になったものであると考える学説，1つの事象があると，それは
別の特定の事象を伴う傾向があると考える連合仮説，特定の感覚器官
の特定部位に特定の刺激を与えるといつでも一定の感覚を生じるとい
う学説など，要素観的構成主義を重視する心理学が優勢であった.

　　その考え方を批判し，心理現象の全体性，有機性を強調し，力学原

理，場の理論に基づいて心理学の体系が樹立され，その体系をゲシュタルト心理学という．

　いろいろな刺激の力が総合的に作用しあって（力学原理），その場に相応しい心理現象を生み出す（場の理論）とし，知覚されるものは心像の全部あるいは総量であるとする考え方を基礎とする心理学の体系であり，刺激をまとまりのある心像に体制化する形態法則が人に内在しており，それは形態の要因あるいはゲシュタルト要因という．

　周囲に多数の刺激が存在するとき，人が経験する知覚内容はその刺激の数と同じではなく，刺激はその数以上に広い範囲で影響しあったり，相互に関連したり，他のものから部分的に取り出された一部のまとまりとして知覚されると考える．

　知覚体験そのものが，周囲の刺激によって自然に発生し，まとまったり，分節化されたり，グループ化するかどうかは，知覚体験をする個人の経験や注意，関心あるいは任意によって影響を受ける．

　最も基本となるのは，個人の経験により得られた知識，興味，注意などが相互に内容的に関連していることによって知覚内容が決定されることであり，この決定要因をゲシュタルト要因であると考える．これが，ゲシュタルト心理学の基本的な考え方である．

　この決定要因として，以下の代表的なものがある．

① 近接の要因：時間的，空間的により近接したものほど，近接していないものよりも１つの知覚内容としてまとまりやすい．
② 同質（類同）の要因：同型同色のように相互に質的に類似しているもののほうが，異質のもの同士よりもまとまりやすい．
③ 閉合（閉鎖あるいは完結）の要因：１つの領域を区切って囲まれたものは，囲まれていないものより，まとまりやすい．また，閉じ合う方向に向いている部分は，それが仮に非連続なものでも，１つのものとしてまとまりやすい．
④ よい連続の要因：つながり方がよいものは，１つのものとしてまとまりやすい．例えば，直線でも曲線でも，その延長線上に連続する線あるいは自然の屈曲として連続する線は，離れてい

　これらが代表的な要因であり, 刺激がばらばらではなく, まとまっ
て知覚されることや知覚されるものによる刺激をゲシュタルトとい
い, まとまって知覚される機能をゲシュタルト機能という. また, ま
とめて知覚することもゲシュタルトといい, まとめて知覚する機能も
ゲシュタルト機能という. このような要因や機能に従って, 刺激は心
像によって体制化される. そして, 知覚経験は全体が部分の総和以上
のものであるゲシュタルトであり, 形態であり, 定型であるとし, さ
まざまなゲシュタルトはそれが刺激する世界の形態に相応するもので
あるという考え方が, ゲシュタルト心理学の根底的な考え方である.
　ベンダーは, この考え方は人の行為, 成長や成長における遅滞や退
行の傾向を勘案していないと批判し, 夫であるポール・シルダーの
"主観的要因が運動生理的に規定されるだけではなく, 主観的内的条
件である情意面から, 自我像の基本的な型までもが運動生理的なもの
に支配される" とする仮説に基づいた, 独自のゲシュタルトについて
の考え方を構築し, 人は生得的にゲシュタルトを知覚し, あるいは構
築, 完成する傾向があり, 精神的ないろいろな成長段階, あるいは,
病的な状態において, 変化すると考えられる行為の感覚や運動によ
り, 生物学的に規定されたさまざまな原理に従って, それらを認知す
る傾向があり, 身体的な健康や疾患あるいは成長によっても同様のこ
とがあてはまると考えた.
　この考え方によれば, BG 検査の図形を模写するという課題は, そ
の図形を正確に知覚する人という有機体の機能という能力だけではな

く，その図形による刺激に対応する知覚を統合する機能の能力をも確かめる課題になっている．しかも，その課題は被験者の経験を通じてその被験者にとって意味をもつと考えるのがベンダーの考え方である．知覚されたものを正確に模写する機能を人という有機体がもつことを正常であるとすれば，模写から逸脱した作業は，知覚とその知覚によって完成したものとの間に存在する，つまり，被験者がもっている何らかの異常と解すべき因子の機能によって行われるものであり，異常があれば，その異常に対応した何かが模写によって描かれた図形の中に出現するという考え方である．

　視覚による知覚を基に図形を描くという運動をするゲシュタルト機能を視覚・運動ゲシュタルト機能といい，その機能を検査するのがBG 検査（BG テスト）であると理解できる．この検査を利用して，精神的異常がある患者や精神発達遅滞児に関する研究が進められるようになり，第二次世界大戦に際しては脳損傷があることによる異常と心因反応による異常との鑑別方法としての利用価値が検討されることとなった．

● BG 検査の特徴と検査の狙い

　BG 検査は，対象となる図形を模写することを課題として行う臨床心理検査である．描画を行う検査には，グッドイナフ人物画検査のような知能検査もあれば，バウムテストや描画検査のような投影法による人格検査もある．グッドイナフ人物テストと描画テストにおける人物画は，どちらもお手本となる人物画は示されないが，その評価を行う視点が異なっていることから，異なる目的をもつ検査であることは自明の理がある．

　BG 検査は明確な幾何図形を模写することから，知能検査ではないかと解釈する人もいるかもしれない．ビネーによる知能検査も図形を模写する課題が含まれているのは事実である．また，バウムテストや描画検査は，被験者が何も見ないで自分で思い浮かべるものを描くという点で投影法であるという理解はできるが，BG 検査では明々白々

な幾何図形を模写するのであるから，投影法ではないとしか思えない人がいると考えられる．

これらの疑問は，BG テストの基本的特徴に対する疑問であるとする考え方がある．

知能検査では，刺激図形である幾何学図形を正しく模写さえしていればよく，その描かれる過程は問題とされず，描かれた図形を単一の基準によって統計学的なデータにあてはめて評価し，その評価のために形態が単純な図形から複雑な図形まで，模写するための難易度が異なる図形が使用される．

これに対して，BG テストで使用される図形は，ゲシュタルト心理学の理論を説明するために考案された単純な図形であり，模写する難易度は考慮されていない．そして，図形としてのまとめ方，つまり，描かれていく過程，刺激図形からの逸脱，あるいはゲシュタルト機能の成熟やゲシュタルトの崩壊を問題としており，知能検査に使用される図形よりも単純な形態をしている．

また，模写する以上は，それなりの困難さがあり，ベンダーは800 人の保育園児や学童を対象とした検査結果から，「視覚・運動ゲシュタルト検査のための標準表」を作成し BG スコアを示して，これらの年齢における成熟度検査としての価値を BG 検査にもたせている．しかし，一般的な知能検査とこの標準表の BG スコアとの相関性は必ずしも高くなく，BG 検査が知能を測定しているとは言えない．また，知能が同じでも BG スコアは健常児と脳障害などの異常がある児とでは大きく異なることがさまざまな研究によって示されている．つまり，BG 検査はゲシュタルト機能のみの成熟・発達などの変化をみている．

さらに，BG 検査では，その狙いの 1 つとしてゲシュタルトの崩壊を観察することを目的としていることは既述の通りであるが，いくつかの崩壊はそれに対応するいくつかのパーソナリティー障害においてしばしば見られることが知られている．BG 検査で使用される図形

は，その崩壊を明確にする要素を内包しており，パーソナリティーを投影する．すなわち，BG 検査は投影法の検査の 1 つであると言える．

こうしたことから，BG 検査で描かれる図には被験者の個性的な特徴が発揮され，構造の吟味，描画の順序によって，視覚・運動ゲシュタルト機能の成熟度，この機能の障害の様相，知能との相違，心理的な障害，器質的な脳障害の探索，パーソナリティーの偏りの把握，治療効果の判定や経過観察を目的に BG 検査が実施されるのである．

● BG 検査の実施方法

BG 検査の実施法として最初に実施されたベンダー原法は，児童の視覚運動ゲシュタルト機能の成熟をみるために使用された．その後，さまざまな分野に応用することを目的にさまざまな変法が考案され，現在に至っている．

今日，わが国で実施されている BG 検査は，すべての年齢の被験者に共通の観察表を用いて，各図形ごとの模写の仕方について，カードや白紙の置き換えや回転，やり直しなどの観察された逸脱事項を記録し，慎重か，軽率か，質問をしたかどうか，独り言を言ったかどうか，よく脇見をしたかどうかなど，被験者のテスト中の態度や行動を記録し，模写作業に対してどう反応したか，快く作業をしたか，拒否したか，躊躇したかどうか，といったテストそのものへの反応の記録および各図形ごとの模写の所要時間を記録する．

精神年齢が 5 〜 10 歳であれば，整理法はコピッツ法を採用し，記録用紙は児童用紙を用いて図形 A を採点する．そして，続けて図形 I から図形VIIIまでを採点する．採点の方法は，ハンドブックに詳細に解説されている．

精神年齢が 11 歳以上であれば，整理法はパスカル法（パスカル・サッテル法）を採用し，記録用紙は成人用紙を用いて，図形 A は採点せずに，図形 I から後の図形を採点する．

## a. コピッツ法

発達的 BG テストとなるように，模写された図形の採点アイテムを

30 に絞った評価方法をコピッツ法とよぶ．この方法を行う際には，検者と被験者の間にラポールが必要で，被験者が図形を模写している間は話をしてはならない．また，被験者が描画を終えると刺激カードはすぐに撤去する．図形Ⅴのボツ点（ドット）を数える子どもは他の図形でもボツ点や小円を数える傾向があり，その傾向を認めた場合には「ボツ点を数えてはいけません．その絵が見えるように描ければよいのです」と注意する．注意しても数えることに固執する場合は，診断上の症候の1つとして記録する．コピッツの説では，そのような子どもは脅迫的である可能性があるとされる．作業には時間制限はないが，所要時間は図ごとに記録しておく．極端に短い，または，長い場合には診断的に意味がある場合があると言われる．

検査の前に，被験者が疲れないよう，十分に休憩をとらせておくことが必要である．

テスト材料: 図版カード（刺激カード）9枚
　　　　　　模写用紙（規定サイズ1枚）（予備を数枚は用意しておくこと）
　　　　　　鉛筆　2B　2本
　　　　　　消しゴム

　個別実施で，1枚の描画用紙に図版カードを図形A，図形ⅠからⅧまでを順番に提示して模写させる．描画用紙は，被験者の前に置き，用紙の左奥になる位置に置く．カードや描画用紙の位置や向きは変更させない．「ここに，こんな図形のあるカードが9枚あります．1枚ずつ，机の上に置きますから，それを前にある白い紙に自由に写しなさい．時間は別に決めてありません．スケッチするのではありません」と教示し，自由に描かせる．なお，生活年齢が15歳でも精神年齢が10歳以下であれば，コピッツ法を用いる．
　ハンドブックに従って児童用紙に記載されている採点アイテムを順番に評価していく．米国版の統計資料がハンドブックに記載されてい

るが，巻末に日本の子どもを対象とした統計資料が用意されており，これを利用して個々の被験者の採点結果を検討する．

## b. パスカル・サッテル法

精神年齢が 11 歳以上の被験者に行う．検査の施工法は，コピッツ法と同じであるが，この方法は，被験者の「エゴの強さ」を測定するものである．そのため，採点はコピッツ法とはまったく違う部分を対象にすることが少なくない．各図形に採点アイテムと整理番号が付されており，それらに従って成人用紙に記録を行う．

採点方法とその解釈のための統計データはハンドブックを参照する．この方法は，知能が正常な被験者を対象に標準化されたもので，9 歳以下の児に対する信頼性は高くなく，6 歳以下の被験者の描画をこの方法で採点することはできないとされる．

● 解釈法

解釈に際しては，児童用紙の場合はハンドブックの「診断のための統計」を参考にし，成人用紙の場合はハンドブックの「年齢によるBG テスト・デザイン別平均得点」と「デザイン崩壊の出現数」および「正常，神経症，精神病の得点分布」を参考にする．この方法は，BG検査の結果を客観的に解釈する方法として広く受け入れられている．

投影的解釈法については，ハンドブックにあるベンダーの標準表に沿って被験者の描画図形を標準と比較し，観察表の逸脱の記録を検討し，ベンダーの投影法的手法（「児童への適応」および「精神的疾患への適応」）およびハットの解釈法を参考に行われるが，大変に難解な方法であり，ハンドブックの解説を注意深く読み進めながら行う必要がある．しかし，コピッツ法とパスカル・サッテル法の違いとそれぞれの目的，ゲシュタルト心理学の基本的な考え方を理解していれば，臨床心理士によって書かれる検査結果のレポートの内容を正しく理解できると考えられる．

JCOPY 498-14547

# 心理検査活用に際しての考え方

## 1 はじめに

　医師にとって，正確な問診と診察から得られる情報は最も信頼できるものであり，同時に信頼できる診療技術を常に磨くのは医師の職責の1つである．診療科にかかわらず，精神的な問題を扱おうとする医師は心理検査についての正確な知識を身につけておくべきである．問診や観察だけでは得られない情報を心理検査が提供してくれることは少なくない．患者に思わぬ心理的側面があり，それが患者の弱点だけではなく，患者自身も気づいていない精神的な強さであることも少なくない．心理検査は，診断に有用なばかりではなく，患者とその家族ないし保護者に対して主治医として責任のある助言や意見を伝え，支援を行うことにも有用である．

　特定の目的をもった公的な診断書や書類には，知能検査の結果を記入する欄もあり，その意義についてはともかく，患者にとって必要な書類は医師が作成しなくてはならないものが少なくない．しかし，その数字が絶対的なものではないことも知っていなければならい．形式を重んじる事務的なことと医療は必ずしも一致しないことは，医療現場で働く者の多くが少なからず体験していることであろう．

　医療現場では，検査前に予測した結果と実際の結果を比較することで，検査結果をより適切に解釈できるばかりか，医師も心理職も診療技能が磨かれる．結果について医師と心理職が意見を交わし，協業を深め，互いの技術を高めあっていくことは，患者にとっても有益であり，有意義な患者支援とつなげることができる．

JCOPY 498-14547

経時的に検査を繰り返すことで，治療効果の判定や経過の評価に役立つばかりか，医師や心理職のスキルを高め，事例研究や臨床研究を行って考察を深めることは有意義である．

## 2 医師のための心理検査の基本原則

医療機関においては，医師が検査をオーダーし，臨床心理士が検査を実施することが多い．医療機関によっては，言語聴覚士が実施するところもある．適切な検査オーダーを実施するためには，医師は子どもの発達や精神科的知識，臨床心理学に関する事柄を臨床心理士と平素から情報交換し，お互いの専門性を尊重しつつ，対等な立場で協業できる体制を整えておかなければならない．カウンセリングで患児とそこの保護者との接触時間が医師よりも長く，多面的に考察している心理職の意見を参考に行うべき検査の順序を考え，検査を実施する心理職に検査の狙いを伝えることも医師の責任である．また，検査を受ける患児とその保護者が検査を受けてどんなことを知りたいのかを心理職とともに確かめておくことも大切である．

ところで，今日ではすでにその有用性が認められている，うつ病に対する認知行動療法は健康保険が適用されるようになっており，それを担う人材としても新たに国家資格となった公認心理師の活躍が期待される．法律および保険診療の規則上，患者に対する治療行為の実施者として認められているのは医師であり，医師と公認心理師あるいは心理療法士のコラボレーションは必要かつ大切な関係であることが，ますます重視されるようになったと考えることもできる．医師は，その治療チームの包括的指導者でなければならない．

患者の状況によっては，医師と心理職のほか，理学療法士や作業療法士，言語聴覚士も参加して診療に当たる必要がある．第2章で述べたように，日本版ミラー乳幼児発達スクリーニング検査は米国原版も含めて作業療法士によって開発されたものであり，医師や心理職にとっても有用な検査法であり，職種間の協業が有効である傍証とも言える．

第4章 心理検査活用に際しての考え方 **181**

各職種に対して精神医学的，小児科学的，臨床心理学的情報を相互に伝達・共有することは医師や心理職の職責であり，常に患者にとって適切な診療体制をチームとして医療を提供できる体制を整えておくことは，医療従事者としての責務である．

　したがって，医師は心理検査，また，作業療法あるいは理学療法に無関心であったり，不勉強であったりしてはならないし，心理職が臨床上の目的と職責を軽視して事務的・機械的に検査を行うことはあってはならない．心理検査の結果を解析する分析プログラムがプリントアウトする結果表をそのまま検査レポートとして代用するような心理職では，その責務を果たしたことにはならない．

　"医療機関における今日の心理検査は，マニュアル的に解釈され，患者の実態とはかけ離れた解釈レポートが大量に横行している"との批判があることは，真摯に受け止めなければならない事実であり，医療従事者はその職責を自ら問うべきである．

　保険収載されている心理検査は多いとはいえ，容易に小児医療に利用できるものはそれほど多くない．検査法が敢行された時代が古く，子どもたちを取り囲む環境が変化していることを考えると保険収載されている検査が常に有用であるとは言えないかもしれない．

　また，保険収載される基準が医療関係者にとって曖昧であり，"どうして今でもこの古い検査が収載されたままで，より新しいあの検査は収載されていないのか，どうして臨床心理学上の検査の分類と保険上の分類が一致しないのか"など，疑問をあげるときりがないという意見もあるだろう．

　新しい検査について考えると，多くの医療職に実施可能なものもあるが，"大学院で心理学を研修した者以上のレベル"を検査実施者の条件とする検査も少なくないうえに，どれも発展途上であったり，標準化が不十分であったり，著作権の問題に抵抗を感じざるを得ないものも皆無ではなかったり，一般的な小児科医にとって敷居が高いものは少なくない．

敷居が高いものはすべて有用性が高いか，という段になると，私はそれを肯定するには憚れる．科学的根拠は，統計学的にねじ曲げてしまうバイアスをかけようと思えばかけることができるし，故意ではなくても研究者の予想しない部分にバイアスがかかることもあり得るからである．心理学者による心理テストへの批判もあるのは事実であり，統計処理方法に関する批判もある．

　いずれにしても，小児医療においては基本的には保険収載されている検査を中心に，未収載の検査はコミュニケーションツールを兼ねた患者理解のツールとして，それぞれの有効な活用方法を考えながら，医師は診療を進めていく必要がある．

　もちろん，検査ですべてを診断できるものではなく，限界があることを知っておかなくてはならない．

　ここでは，今までに繰り返し述べてきたことを，さらに繰り返して記載することになるが，重要なことであるとの認識により，あえて，そうすることにした．

● 小児医療現場における心理検査の基本原則のまとめ

　小児に対する心理検査の目的は，大きく，以下のように分けられる．

> ① 正常な精神や運動機能の発達ができているかどうかを判定する．
> ② 疾患や障害の診断と評価および病態に関する情報を得る．
> ③ 回復への可能性のレベルや治療的・援助的介入の効果判定のための情報を得る．
> ④ 個々の小児と障害のための治療・教育プログラムを設定するための情報を得る．

という４つがあげられる．

　保険診療上では，「発達および知能検査」は発達や知能の検査を行うと同時にそのバランスを検討することを目的にしており，WISC-Ⅳのように知的能力とそのバランスだけではなく，検査を受ける態度

などから性格や子どものさまざまな特性を知り，人格検査の結果を解釈するための基礎資料の１つにもなり得るものがある.

「人格検査」は，子どもの性格や特性を理解すること，疾患や障害の診断および鑑別に関する情報を得ること，病態を把握することなどを目的に行う.

「認知機能検査その他の心理検査」は，神経発達障害，学習障害などの特異的な認知機能障害の検出と理解，心理的に問題となる不安の検出とその特徴の理解などを目的に行う.

これらの検査は，単独ではなく，相互に組み合わせて多角的に子どもを理解するツールとして用いるべきである.また，検査だけではなく子どもの日常生活における様子や環境あるいは検査に至るまでの経緯など，さまざまな情報を加味して，対象となる子どもを全人的に理解することを目標にしなくてはならない.その目的を達成するための方法の１つとして組み合わせた心理検査の一群を心理検査バッテリーと呼び，それは個々の子どものさまざまな状況や問題に合致させたオーダーメイドでなければならない.

心理検査から得た情報を適切な形で患児本人や保護者，教育関係者にフィードバックすることが治療や教育に対してしばしば有用である.そのためには，医師は心理検査を正しく理解し，フィードバックする相手にとって必要かつ有益な情報を理解しやすい言葉で，誤解が生じないよう細心の注意を払いながら，説明できるようにする必要がある.フィードバックは一度で完結する必要はなく，フィードバックする相手や患児の年齢や疾患，状態あるいは患児を取り巻く状況に応じて，話す内容を検討していくことも必要となることを知らなくてはならない.そして，常に心理職との密な連携により，必要な助力を心理職から受けて患児とその保護者らに対するフィードバックを行う.

成人にも言えることだが，子どもたちは日々成長し，変化しており，心理検査の結果はその実施時点でのほんの一瞬の特性を特定の側面について把握しただけのものであり，絶対的不変なものではあり得

ない．したがって，心理検査結果のマイナス面だけに注目するのではなく，子どものもつ健康の特性や心理的な強みなどポジティブな面に目を向け，それを伸長させていくという視点と発想をもつことが大切であり，その後の変化の可能性について考える視野の広さを身につけたいものである．

　年齢にかかわらず，患者のデータは診療に直接・間接に関わるものを含め，すべてが匿名化情報とはいえず，症例報告や調査目的に使用される場合は，法律上では匿名加工情報に相当し，リスクは低いものの，必ずしも個人識別が不可能とはいえない情報であり，その取り扱いには一定の制限が課せられている．プライバシーの保護と医学・医療の社会への貢献のための情報の2次活用を合理的に進めることが可能な法体系の整備が必要であることは明らかであるが，現時点では十分ではない．したがって，個々の関係者が自主的に道徳観をもって，慎重な情報の取り扱いを行うことが必要である．

　もちろん，特定の患者のためにその患者に関する情報を医療機関や行政などの公的機関などが扱う場合には，厳密なプライバシーの保護が求められる．したがって，情報提供の授受に当たっては，その目的と個人情報を守るべき重要性を認識して行動しなければならない．

## 3 臨床心理検査バッテリーを考えるための基本

　臨床心理アセスメントは，面接や行動観察および心理検査を行うことだけにとどまらず，さまざまな情報を患者を正しく理解するために統合していくプロセスであると考えられる．

　医師だから，心理療法士だから，という狭小な枠にとらわれることなく，さまざまな専門家の情報や家族，教師などの情報も集める必要がある．

　つまり，患者・患者の家族の主訴や問題があるとされる行動の内容に加えて，出生歴，生育歴，病歴はもちろん，その患者のどんな部分をより詳細に知る必要があるのか，家族や周囲の人々の状況も踏まえ

第4章　心理検査活用に際しての考え方　　185

JCOPY 498-14547

たうえで，どんな援助が必要になりそうなのかを想定しながら，その必要性の検討と援助の実施方法を見通せる情報を得るための検査を考えなくてはならない．そして，実際の援助を開始した後は，時系列に患者を理解し，援助を修正していくための必要な情報，知りたい情報は何かを考えながら，心理検査や情報収集の方法を組み立てていく必要がある．

1つの心理検査が提示してくれる情報は，検査ごとに異なる．通常，1つの心理検査で患者を十分に理解することは不可能であり，さまざまな角度から患者を理解するために入手したい情報を得るために実施が必要であると考えられる心理検査を複数組み合わせることが必要になる．この検査の組み合わせが，臨床心理検査バッテリーである．

もちろん，患者に負担をかけ過ぎて十分な情報を得られないまま検査を中断せざるを得ない状況に陥ることがないよう，検査バッテリーは慎重に組み立てなければならない．むしろ，検査によってアセスメントを受ける患児は，検査の実施者をはじめとする医療従事者たちに保護され，安心できる環境で検査を受けることができなければならない．そのような環境下で検査を実施したうえで，他のさまざまな情報と検査結果を統合していく姿勢を堅持することが大切である．

第1章および第2章で解説したように，心理検査は発達および知能検査と人格検査（性格検査）がある．そして，後者には投影法と質問紙法があり，さらに認知機能その他の心理検査がある．これらの多くの検査の内容を十分に理解したうえで，患者を理解するために必要な情報を得るための検査を臨床心理バッテリー検査として組み合わせ，他の情報とも合わせてアセスメントを行う．これは，主に心理職の仕事ではあるが，その結果を医師が正しく理解し，心理職や他の医療職と共同で患児の支援を行っていくためには，医師がしっかりと心理検査を理解していなければならないことを意識すべきである．

● 子どもへの臨床心理検査バッテリーの組み方の基本と
実施順序の決め方

　小児期は，心身の発達時期にあり，心と身体のそれぞれの発達状況
は，精神面に大きな影響を与えることは知られた事実である．した
がって，小児の実年齢と発達年齢，身体と身体能力の発達状況に相応
しいアセスメントを行うことが必要である．年齢ごとに相応しい検査
が開発されていることやその狙い，検査の内容や評価の仕方について
の考え方を本書で解説した．それらを踏まえて，それぞれの児に最適
な検査の組み合わせをオーダーメイドすることが大切である．そのた
めに，スクリーニング検査や知能検査ないし発達検査を活用すること
も少なくない．

　また，検査が被験者である子どもにとって大きな心理的負担になっ
てはいけない．検査の実施者と子どもの間に信頼関係がなければ，良
い検査ができないだけではなく，子どもに心理的負担をかけることで
信頼関係が崩れることもある．逆に，適切な順序で検査を進めていく
ことで心理的負担を軽減できれば，子どもが実施者を信頼するように
なり，実施者は対象とする子どもをより良く理解できるようになるこ
とも少なくない．

　ポイントを列挙しておくと次のようにまとめることができるだろ
う．

① 知能検査，発達検査のように，目的が明確な検査は他の検査よ
りも不安が生じにくいとされ，先行して実施されることが少な
くない．
② 心理的な刺激が子どもにとって理解しやすい検査は子どもも反
応しやすく，抵抗なく検査を受けることができる傾向にある．
③ グッドイナフ人物画知能検査の後で描画テストを行うなど，子
どもにとって類似した検査同士を続けて行うと負担が少ない．
④ 検査結果があると他の検査を実施しやすくなるヒントとして活
用できる検査を先に行う．

これらを踏まえて対象となる子どもの年齢を考慮して検査バッテリーの組み立て方の基本を以下のように解説するが, プライバシー保護の観点から具体例は示していない.

● 対象となる子どもの年齢によるポイント

**a. 乳幼児期**

　乳児期は, 身体発育の速度が最も速い時期であると同時に, 認知能力や運動能力も生涯で最も速く劇的に成長する時代である. その変化を見守るべく, 生後1カ月健診は出生した産科で, 生後3〜4カ月健診と10カ月健診は小児科で市町村の委託によって実施されることが多い. そして, 1歳半健診と3歳児健診は市町村が直接実施することが多く, そこでは健診でスクリーニングされた児を対象に心理相談員による「発達相談」が実施されている.

　そこでは必要により, 心理検査が実施され, 神経発達障害などの異常が疑われる場合には, 健診のフォローアップや児童相談所や発達障害児・者支援センターあるいは療育センターなどで精密検査が行われ, 発達の問題が明らかになるとその対応が市町村も含めて検討が進められる. 特に3歳までの発達相談は市町村が主体となることが多く, 幼稚園や保育所に行くようになる3歳以降では, そこに教育機関や病院・診療所が対応に加わることが多い.

　著者も研修医時代から市町村の乳児健診や1歳半・3歳児健診に加わり, 国立療養所や診療所や病院の小児科や総合診療科において, 肢体不自由児・者をはじめ, さまざまな神経発達障害その他の発達の問題をもった子どもたちや青年たちと関わってきた.

　小児科臨床でもよく利用される津守式乳幼児発達質問紙や遠城寺式乳児分析的発達検査などの乳幼児の知能検査として考案された発達検査をまず行う. 子どもの発達は, さまざまな角度から総合的に判定する視点が必要であり, 精神発達と運動発達の両面を捉えることを主眼とした検査が実施されている.

JCOPY 498-14547

どの検査も情緒面の発達を確認する項目がいくつかは含まれているが，検査の一部にすぎず，十分とは言えない．そのため，保護者の観察による質問紙法による検査が検査バッテリーに加えられる．津守式乳幼児発達質問紙や遠城寺式乳児分析的発達検査は，質問紙法ではあるが，後者は検者が実際に対象児の行動や反応を観察して評価を行う部分を含んでおり，より総合的な視点で評価を行う検査である．

　描画機能が発達してくる幼児期では，知能検査としてグッドイナフ人物画知能検査や投影法の人格検査として描画テストが選ばれることが多い．描画テストにおける人物画は，本来はグッドイナフ人物知能検査とは質的に異なる視点で検討されるものであるが，グッドイナフ人物画検査で描かれた人物画を描画テストの視点で検討することも実際には少なくない．幼児期では人物画が多く用いられ，バウムテストは学童期以上で他の描画テストともに用いられることが多いようである．

　視知覚の発達の問題や器質的疾患による障害が疑われる場合には，フロスティッグ視知覚発達検査が行われることがあり，時にはベンダー・ゲシュタルト検査も行われることがあるが，対象年齢の検討と他の検査同様に実施に向けたラポートの確立が必要である．

　2歳半以降では，何らかの発達の問題があると考えられる小児に対して認知機能を評価する検査法としてKABC-Ⅱなどの2次的な検査もバッテリーに含まれるが，一般的には一時スクリーニングの段階では使用されないことが多い．

　自閉症スペクトラム障害が心配される場合には，まず保護者に対する親子関係検査を含む各種の質問紙法によるスクリーニングを行い，疑いが強まれば認知機能検査や視知覚発達検査を行い，対象児への直接的観察法を含む新装版CARS小児自閉症判定尺度などさまざまな検査を行っていく．

　運動機能や認知機能に関するリハビリテーションを行う際には，日本版ミラー幼児発達スクリーニング検査がしばしば用いられる．

なお，乳幼児期だけではなく，すべての年齢で新版K式発達検査がスクリーニングとして，よく利用される．それは，この検査は一部を除いて検査実施順序が規定されておらず，子どもが検者と遊びながら臨機応変に実施できる，検査を子どもに合わせて実施できる検査であるという特性をもつためであると思われる．

**b. 学童期**

　乳幼児と共通する部分に加え，知能や情緒の発達のほかに学校という社会生活における適応状況の評価も必要になるのが学童期以降の特徴であるとされる．ビネー式あるいはWISC–IVあるいは新版K式発達検査などの知能検査に加えて各種の認知機能検査が実施され，学校生活や日常生活における困難さをみるための質問紙法による適応状況の確認やパーソナリティー全般を知るための投影法による人格検査も組み込まれる．これらにより，情緒の安定性や対人関係，認知の傾向を知ることができる．

　学習レディネスが問題になる場合など認知機能が問題になる場合には，積極的にKABC–IIやDN–CAS認知機能評価システムなどの認知機能検査やその他の心理検査をバッテリーに組み込み，学習の障害になる心理的特性および優れた心理的特性を知ることもできる．

　また，視知覚の発達の問題や器質的疾患による障害が疑われる場合には，フロスティッグ視知覚発達検査やベンダー・ゲシュタルト検査も行われる．

　さらに，保護者や教師に対する質問紙法によるスクリーニング検査も必要に応じて組み込まれる．自閉症スペクトラム障害が疑われる場合も，乳幼児と同様のスタンスで発達段階に応じた検査バッテリーを組んでいく．

　乳幼児期は小児科医が自らアセスメントを行い，その一環として津守式乳幼児発達質問紙や遠城寺式乳児分析的発達検査などのスクリーニング検査に該当するものの実施方法や解釈方法を研修医時代から訓練することが少なくないのに対し，学童期以上を対象とする医療現場

**JCOPY** 498-14547

では，心理アセスメントや心理検査は主として臨床心理士が担当する施設が多い．しかし，臨床心理士に丸投げするのではなく，医師や看護士やソーシャルワーカーなどさまざまな職種が参加するチームワーク医療が乳幼児の場合よりもさらに必要になることを認識しておく必要がある．

　学童精神医療現場では，対象児の発達や病態を理解するための必要最小限の検査を迅速かつ正確に実施し，教育のための時間をできるだけ長くとれるような配慮が必要である．しかし，それを優先するあまりに病態や治療的アプローチに必要な情報，行動の予測，治療効果の判定といった重要な要素をおざなりにしてはならない．そのため，乳幼児期以上に検査の目的を意識して診断・治療への方向づけのヒントを得ることを念頭においていなければならない．

　一般的には対象児の状況から新版 K 式発達検査または WISC–IV のいずれかが行われることが多い．また，グッドイナフ人物画知能検査もしばしば行われる．母親など保護者に対する質問紙法検査は社会性をみる項目を多く含む Vineland–II 適応行動尺度や新版 S–M 社会生活能力検査などが用いられることも多いが，これらは現時点では保険収載はされておらず，本書でも解説はしていない．自閉症スペクトラム障害を考えている場合には，保険診療上では新装版 CARS 小児自閉症判定尺度が利用できる．また，保険収載されてはいないものの，比較的簡便に実施できる有用な質問紙法を本書でもいくつか紹介しており，それらを利用することも有用である．

　WISC–IV やグッドイナフ人物画知能検査で異常がないか，軽度である症例で社会性に問題があると質問紙法などで判断される症例では，P–F スタディやロールシャッハ反応あるいは SCT を実施することもある．小学校高学年では投影検査としてバウムテストを実施することもある．例えば，反応性愛着障害/反応性アタッチメント障害のある学童などがこれにあてはまることが少なくない．

　脳の器質的障害の影響が疑われる場合にはベンダー・ゲシュタルト

検査やベントン視覚記銘検査も行う．

　発達の問題や心理的問題をもつ子どもたちは少なくなく，有用性が多くの専門家に認知されている心理検査が早期に保険収載されることを切望したい．

　検査は診断時のみならず，経過観察や治療終了時にも検査そのものの再評価の意味も兼ねて治療の効果判定も合わせて総合的評価を行うために実施することが必要である．

### c. 思春期

　思春期は，周囲からの自己への評価を気にするなど，心理的な不安を抱くことが多くなる時期であり，必要に応じて不安検査を性格検査として行うことも少なくない．もちろん，知能検査や投影法や質問紙法による人格検査もしばしば必要になる．認知機能検査も組み込まれることが多いが，精神的な緊張により検査結果にありのままの状況が出現しない可能性に配慮する必要があり，ラポールの成立は必要不可欠である．

　医療機関への何らかの苦痛，苦悩を抱えて受診する一個人であり一患者として対応すべきであり，患者である子どもは，少年あるいは少女としてではなく，一人の人として対応されることを期待して受診してくることがしばしばある．

　このような患者では，精神的ないし主観的な症状を主訴とするだけではなく，それらから派生する身体的症状を主訴とすることもある．後者が前景に立つ場合，医師は非器質性ないし心因性疾患を身体診察で診断するためのエビデンスを知っておくと，例えば不登校の原因を心因性なのか，異質性疾患による影響があるのかどうか，より正確に知ることも可能となるだろう．また，心因性疾患の背景に身体疾患が存在する可能性や身体疾患の背景に精神疾患が存在する可能性を見出す診断力も向上するだろう．

　子どもが成長するに従って，人同士の社会的関係に関連する心理的問題がクローズアップされてくることは多くの専門家に指摘されてい

る通りである．思春期は疾風怒濤の時代とも言われ，感情面や身体面も不安的であり，教師や親という成人世代に対する不信感・猜疑心あるいは嫌悪感をもっている場合も少なくなく，同じ成人世代である医療関係者に対して警戒心や猜疑心をもちやすい場合も少なくない．特に親によって半ば強制的に医療機関に連れてこられた場合，親に対する敵意などの感情と同様の感情を医療従事者に向ける子どもたちは多い．

　過去に複数の医療機関を受診させられ，はかばかしい結果が得られなかった経験をもつ場合は，"どうせ今度も同じだろう．誰も自分をわかってくれない，自分の苦しみを理解してくれる人はいない"という考え方を信念にも似た形で思いつめている例もある．

　いずれにしても，思春期にある子どもたちは，医療機関にやってきて，彼ら独自の方法で医療従事者をどんな人間なのか，判断ないし診断している．「他のおとなと同じだ」，「どうせ自分のことを理解しようとする気はない」などと診断されてしまうと，その子どもの問題を解決するための指針となる情報を本人から得られることはできなくなってしまう．

　しかし，医療現場は，学校でもなく家庭でもない，新しい場所としての強みがある．思春期の子どもたちを生徒指導の観点からではなく，患者として一個人として扱うのだという態度を示すことで，彼らの気持ちを引きつけることが可能である．彼らに何らかの苦悩，辛さがあることを察していることを表明し，それを何とか克服できるように彼らを応援する味方になるのが医療者の立場であることを率直に伝えることは有用である．学校や家庭に自分の居場所がないと感じている場合は，医療機関を新たな仮の居場所として提供することも有用な治療につながり得る．

　このような態度，考え方を対象となる患者である思春期の子どもに伝えるためには，初回の受診の際に，心理状態検査（精神現在症検査: Mental Status Examination ＝ MSE）を行って，その結果を活用

するとうまくいくことが多い．MSE とは，初診時に，新しい関わり合いをもつ相手である面接者に対して，患者がどのような反応を示すのかを把握するための問診や視診による検査である．

> **初回面接では，一般的に以下のような質問が行われることが多い**
>
> ・どういう理由あるいは問題で，受診することになったのか
> ・どうして自施設を受診したのか？（人に勧められた，家族に連れてこられた，自分で）
> ・今，気になっていることは何か？
> ・問題は，いつ頃起きたのか？
> ・問題が起きた頃，何か生活で出来事や変化があったかどうか？
> ・問題に対して今までに何かをしたかどうか．あるいは，どう対応したか？
> ・以前に問題についての相談や治療を受けたことがあるか？ 受けたとしたら，その相談や治療について詳しく教えてほしい．
> ・よく似た問題を抱えている人に多くあることなので，念のため一応は聞いておくが，例えば○○（死にたいと思ったこと，過食，リストカットなど）をするようなことはありませんか？
> ・○○くん（さん）の問題を理解して支援を進めていくために，生活全体をある程度は知っておく必要があるので，家族のことや今までの生活について教えてください．
> ・まず，家族のことを教えてください．
> ・では，次にこれまでの生活，例えば引越しの経験だとか，学校生活，クラブ活動あるいは習い事などについても教えてください．

これらの質問をしながら，MSE として，以下のことを順番に検討していく．

> ① 外見・身だしなみ：年齢相応・適切なセルフケアができているかどうか，あるいはその他として記載しておくべき特徴があるかどうか．これらは家庭環境や心理社会的発達の問題の有無を示唆する所見である．
> ② 行動・振る舞い：動作や姿勢に不自然さはないか，適度に視線が合うかどうか，待合室や入退室時の振る舞いはどうかを評価

JCOPY 498-14547

する．自閉症スペクトラム障害との関連性があるような行動はないかどうかも観察する．

③ 態度: 適度に協力的かどうか，あるいは拒否的，猜疑的，迎合的，あるいはそれ以外の態度を示すかどうかを評価する．パーソナリティーの傾向の把握のほか，自閉症スペクトラム障害の可能性を示唆する所見がみられることもある．

④ 話の量と質: 話し方・話す量は通常の範囲内か否か．大げさ，平板なトーン，饒舌あるいは寡黙かどうか，などの評価．パーソナリティーの把握や自閉症スペクトラム障害あるいは精神病理傾向の有無を検討できる．

⑤ 思考過程: 思考の流れ・つながりに問題はないかどうか．話の飛躍，拡散，抽象度の極端な変化あるいは，話の唐突の中断，同じ話の反復など，精神病理の問題の有無を推測するのに役立つことが多い．

⑥ 思考内容: 話に表出される考えの内容が，被害妄想的か，外界の出来事に自己を関連付けた解釈をしていないかどうか，自分が他者に何かをさせられたり操られたりしていると感じているかどうか，極端な罪悪感を抱えていないかどうか，身体症状や身体に強いこだわりがないかどうか，には特に注意する．精神病理性の有無の推測には役に立つことが多いとされている．

⑦ 知覚・感覚・意識: 通常範囲内か，どうか．幻覚や見当識の低下がないかどうか．過去の出来事のフラッシュバック，記憶欠損がないかどうか．現実感の低下があるかどうか，注意を集中できないかどうか，ぼんやりするかどうか，注意過敏になっていないかどうか，などを検討する．身体因性の障害，あるいは，トラウマ性の問題に関連する情報が得られる場合がある．

⑧ 報告される気分: 患者が自ら感じ，面接者に報告する主観的な気分のことを布告される気分と呼び，怖い，怒りを感じる，恥ずかしい，不安がある，気分が落ち込むなどさまざまな気分がある．不安障害や気分障害を考える材料となる．

⑨ 観察される気分: これは面接者が患者の気分を観察・推測するもので，報告される気分と一致するか，それとも一致しないかを含めた判定である．また，気分の変化も観察の対象となる．気分障害やパーソナリティー障害を含むさまざまな精神疾患の存在を推測する情報源の１つになり得る．

JCOPY 498-14547

⑩ 認知力: 面接におけるやりとりから推測できる知的な認知力の評価を行う. 年齢相応の語彙・理解力があるかどうか, 年齢に相応しくない知識の有無などを含む.
⑪ 洞察力・判断力: 自分が抱えている問題を自覚しているかどうか, に最も大きな焦点がおかれる. つまり, 病識や問題意識があるかどうかを評価する. 判断力とは, 自分を援助するはずの医療者の援助を得ることができる関係になろうと判断するかどうかを中心に状況判断の能力を観察することである. 感情的になるか, ならないかも判断力の有無を評価するのに役立つ観察事項であるとされる.
⑫ 行動上のリスク: 自殺や自傷行為の可能性, 他害を行う可能性, その他のリスクとして考えられる行動をする可能性を評価することである.

　以上の MSE を行い, その情報をもとにその後の基本方針を立て, より詳しく知りたい情報を本人や家族, その他の周囲の関係者から聞き, 他の医療関係者の観察結果などの医療情報を収集, 分析し, その後の面接を含めて患者とのサポートを形成するための接触を図る. そのプロセスにおいて必要な心理検査を行っていく.

　知能検査としては, WISC–IVあるいは新版 K 式発達検査を行い, その結果を参考にしつつ描画テストや SCT あるいは不安検査などを行う. 社会的問題が主である場合には P–F スタディの実施を考慮する. 精神病理的な問題があると考えられる症例にはロールシャッハ反応を行うこともある.

## 4　検査結果のフィードバックの考え方とその方法

　臨床検査は実施しただけで結果を活用しなければ, 意味がない. また, その結果を患者や家族に説明し, 疾患についての理解を得るとともに治療に取り組むかどうかの判断を促し, 治療を行う場合には積極的な治療への参加を推進するためなどにも, 検査結果の説明, つまり, フィードバックが大切であることは, 医療関係者は誰もが知って

JCOPY 498-14547

いる．

　心理検査も例外ではなく，検査結果を患者やその家族に説明し，問題に対する理解を促進し，治療に取り組む姿勢を確立させ，医療者との信頼関係を強めるツールとして適切なフィードバックを行う必要がある．

　しかし，フィードバックを行う前に，担当医あるいは主治医として必ず確かめておくべきことがいくつかある．

① 検査が適正に実施できたかどうか．
② 行動観察など必要な情報を含めてきちんと記録ができているかどうか．
③ データを正しく処理できているかどうか．
④ 複数の検査結果を統合して，総合的な視点で所見が書けること．
⑤ 心理支援に活用できる具体的な所見を記載できていること．
⑥ それぞれの検査の目的と理論背景を理解し，わかりやすい言葉で患者やその家族に説明ができるかどうか．
⑦ 担当医として検査前に予測していた結果との一致点，不一致点をきちんと確認し，その内容を理解できているかどうか．
⑧ 対象者の問題点だけではなく，優れている部分はどのようなことなのかを医師として確実に理解できているかどうか．
⑨ よく理解できていない部分，判断に迷う部分など説明に問題や困難さを感じる部分を含め，検査全体を心理職スタッフとよく話し合い，総合的な視点に立てているかどうかを確認すること．

　以上を少なくとも医師は自分で審査できなくてはならない．


　実際にフィードバックを行うに際しては，多くのことを並べ立てすぎないことが大切である．人の理解力と意識が及ぶ範囲はそれほど広くなく，支援に必要なポイントになる部分を中心に具体的に説明する姿勢が最も必要である．そして，患者やその家族と情報を共有する姿勢を貫くことが求められる．患者の状態をよく理解し，心理的に受け入れやすいことから順に話を進めていく．医療者の話を一方向性に伝

えるのではなく，患者や家族に検査結果に関連する体験や思い当たることは過去になかったかなど，検査結果の内容に関する質疑応答も入れながら話し合う形式で説明を進めていく．検査結果をもとに，患者の支援のための患者の特性を一緒に理解する共同作業であるとの考え方もある．問題点だけではなく健康な面も含めて説明を行い，フィードバックそのものが心理支援の一部であることを意識した実施を行うべきである．なお，臨床的に意味がない患者の欠点を告知する必要はない．検査結果の意味を患者や家族が理解できることが最も重要であり，そのために質疑応答を含めた十分な時間を設定しなくてはならない．

　心理支援はチーム医療であり，検査結果やフィードバックの内容は医療チーム全員が共有する情報でもあるべきである．そうすることで，患者とその家族に対して職種間を超えた一貫した対応が可能となる．

　子どもたちは常に成長し発達している．私は，過去に発達心理学の一般向け入門書を出版する機会を得たが，その執筆の基調は，"人は生涯発達を続ける"という考え方であり，心理的問題をもった患者も例外ではなく，成長と発達に伴ってさまざまな変化が認められる．そのような意味でも，また検査そのものの信頼性を高めるためにも再検査の実施はきわめて重要であることも念頭に入れておく必要がある．

　臨床心理学の分野では，かつては発達障害を評価することに重点がおかれる傾向にあったが，今日では心理学的研究の進歩とともに発達支援のための多角的な評価に重点が移行してきており，従来の医学モデルや心理モデルの枠を超えた生物–心理–社会モデルが発達支援のためのモデルと考えられるようになっている．

　つまり，認知機能，情動ないし衝動の調節機能，コミュニケーション機能という心理的機能障害は発達障害の一次障害であり，発達過程における社会的行動障害を媒介として社会環境との関係を悪化させる社会恐怖や睡眠障害，あるいは，交代人格などさまざまな二次障害を

引き起こすという現実に対する支援を行うことが必要であるという認識が広くもたれるようになり，それを踏まえた問題解決のための支援においても生物–心理–社会モデルが必要であると考えられる．

　同時に他職種間での連携がますます重要になってくることを忘れてはならない．医師，臨床心理士，看護師，保健師，理学療法士，作業療法士，言語療法士といった職域に固執することなく，チームとして教育や福祉の関係者とも協同作業できる体制も必要である．

## 5　子ども支援ツールとしての心理検査

　子どもの心を理解するための心理検査は，診断を下すための補助ツールとしての役割を果たすだけではない．多くの心の問題は，カウンセリングや分析的心理療法のみで改善が難しく，子どもがもつ心理的特徴（認知的特徴，知的水準，適応行動など），学校や地域社会を含む環境的問題などの包括的なアセスメントを行って，子どもが抱える問題を構成する要素を把握したうえで，それに適した支援を講じることが必要となる．つまり，子どもを支援するためのツールとしても心理検査を活用することが必要である．

　心理療法は，医師や臨床心理士などの心理職が自分の得意な方法を用いるのではなく，対象となる子ども1人ひとりに合った方法を選択するべきである．

　また，日々の対応が大切な子どもの心の問題に対する家族の影響は非常に大きく家族支援なしでは子どもへの支援は行き詰まってしまう．家族支援の方法としては，ペアレント・トレーニングや保護者（特に母親）を対象としたカウンセリングがよく用いられる．これらの手法を通して，心の問題と子どもの特性や具体的な対処方法を親たちに教えることが必要である．

　心の問題，とりわけ発達障害を抱えた子どもたちの最終的な治療ゴールは，地域の中で自立して暮らすことであり，その心の問題に対応したさまざまな支援を多くの組織・機関とその多職種が連携して

JCOPY 498-14547

行っていくことが必要である．その連携をスムーズに行うためにも，対象となる子どもの特性や問題点についての正確な情報を共有する必要性がある．

そのうえで，多職種による数年単位での長期支援プランおよび当面の問題に対処するための短期支援プランを教育や福祉を含めた多面的な視野をもって立案し，協力しあって実行してく必要がある．その効果的な支援には，子どもたちとその家族の生活に対する"困り度"，つまり，生活障害という視点をもつことが重要な鍵となり，その鍵をしっかりと把握するためのアセスメントが必要である．

さまざまな子どもたちに対する個別の支援は，このようなプロセスを経て行われるべきであるが，その支援プランの効果をアセスメントする際にも，経時的に行う心理検査は，他の視点からのアセスメントと付き合わせることで，有用な情報となり，プランの修正・変更の必要性を早期に検知することに役立ち，どのように修正・変更を行うべきかの指標にもなり得る．そのような積み重ねのうえでこそ，子どもたちが成長してからの円滑な就労支援などにつなげていくことができるのである．

## 6 心理検査を行う心理職のために

ここでは，主に検査を実施する臨床心理士や公認心理師，言語聴覚士に伝えたいことを記載しておきたい．ただし，医師にも知っていただきたいことでもある．なお，医師も医師免許取得後に 2 年以上の心理臨床を経験すれば，臨床心理士の資格認定試験を受験することが可能であることを申し添えておく．

うつ病や不安障害など，精神疾患あるいは心の病気がある，あるいは，それらが疑われる患者の場合と同様に，発達障害やその疑いがある子どもたちに対しても，心理的なサポートを確保し，受容的な対応を心がけることは，正確な検査を実施するために必要である．

自閉症スペクトラム障害（ASD）を乳幼児期に疑われる子どもたち

は言語発達の遅れを契機に診断されることが少なくない．知的障害を伴わない自閉症スペクトラム障害をもつ子どもたちは，対人関係やコミュニケーションの問題など幼稚園や学校での生活上でのトラブルを契機として診断にたどり着くことが多い傾向にある．いずれの場合も，子どもたちは「新しい場所」や「新しい人」に慣れるために長い時間を必要とし，フラッシュバックを起こしやすいために一度の嫌な体験，あるいは恐怖を感じる体験が検査を恒久的に実施不可能な事態を招くこともあり得る．これらの子どもたちは，「空気を読むこと」を知らず，読めないというよりも読もうとしない児も少なくないので，検査に関する説明は写真や明快な図を示して具体的でわかりやすい言葉で説明する必要があり，曖昧な表現をしてはならない．音や光などに対する感覚過敏をもつ児も少なくなく，静かな環境で個別に対応する必要があることも少なくない．また，こだわりが強く，同じ検査は常に同じ手順で実施しないと検査を拒否したり，激昂したりする児もいる．特に，知的障害がない自閉症スペクトラム障害をもつ患児は自尊心が強い例が多く，発達検査や知能検査の課題が自分には回答できないと感じると答えようとしなくなる児もいる．難しい課題を経験すると，最初から回答する意欲を示さない児も少なくない．

　注意欠如・多動症（ADHD）の児やADHDと自閉症スペクトラム障害が並存している児では，回る診察椅子をクルクルと回し続けたり，机の上の物を落ち着きなく触りたがったり，じっと座ることができない児が多い．これらの児は集中力の持続時間が短いことから，検査も短時間できりの良いところで複数回に分けて行う必要が生じることが少なくない．特に，時間が長くて耐えられないと感じると興奮し，大きな声で叱られるとさらに興奮して収集がつかなくなることもあり，注意が必要である．

　知的障害児を含む発達障害児では，検査の開始と終了をきちんと伝える必要がある．知的障害がある児は，特に検査を怖がる傾向があり，終了を明確に伝えることで安堵し，次回の検査への不安が軽減す

JCOPY 498-14547

ると考えられる.

　これらのことは，知能検査・発達検査のような心理検査だけではなく，聴力検査や視力検査など，子どもたちが慣れていない環境で行われる検査では，しばしば共通に認められる子どもたちの問題点である．子どもが検査を拒否して実施できない場合は，無理強いをせずに日を改めて検査を行うことも必要であり，検査が実施できないことも1つの所見として記録しておくべきである．また，子どもの行動観察から得られた情報を医師に正確に伝える努力をするとともに，その情報に基づいて検査計画を医師とともに立てる作業に参加してほしいと，私は考えている.

　また，子どもたちに対する心理的支援を行うに際しては，心理職にある者は自分が唯一の支援者ではなく，医師や言語聴覚療法士，理学療法士，作業療法士，保健師，教師，保育士，ソーシャルワーカーないしケースワーカーなどの多職種が協力して支援していくことが必要であるとの認識を堅持してほしいと考える.

●検査リポートの書き方の基本

　検査の実施者は，各検査の実施方法に習熟し，マニュアル通りに検査を実施することは基本ではあるが，被験者である子どもの状況によって実施順序を変更したり，2回に分割して検査を実施したりする臨機応変な対応を心がけることも必要であり，検査結果をまとめる際にも，検査時の対象児の行動観察や心理状態，実施順序を変更した理由なども記載することを忘れてはならない.

　検査終了後は，各マニュアルに従って正確に検査結果を処理する必要がある．そして，その結果を解釈するに当たっては，すでに述べたように，他の検査も含めたさまざまな情報や行動観察の結果を有機的に結びつけて総合的な視野に立った判断を行い，レポートにまとめておく．回答の傾向や誤答のパターンなどを含む質的データを把握して所見を書くべきである．検査用データ処理アプリケーションに任せきりにせず，自分でデータ処理を手計算することで，アプリケーション

のエラーなどに気づくことも時にはあり得るばかりか，データのもつ意味をより深く把握でき，より有用なレポートが作成できるようになる．心理的支援に役立つ所見を具体的に書くことも求められる．対象児とその保護者が知りたいと考えられる内容を書き落としてはならない．つまり，フィードバックの実際を想定したレポートであることも必要である．つまり，レポートはフィードバックのための中心的アイテムであるという意識をもつことが求められる．

　また，複数の検査結果を総合的，あるいは，経時的に分析して所見を書けることは対象児への支援の効果を高めたり，支援による成果を適切に評価したりすることにつながる．

　患児とその保護者に対するフィードバックは，心理職と医師が協議して共通の見解をもつとともに，両者が協同して行う心理療法のはじめの第一歩としての意義をもつことを意識したレポートの作成を心がけたい．

　特に，経時的に検査を繰り返している場合，実行されている支援プログラムとの関連性とその評価について言及することは，必要不可欠である．

　具体例として，自閉症スペクトラム障害などの発達障害が疑われる小児の例をあげておくと，その児に対する複数の検査に基づく包括的レポートに必ず記載すべき項目としては，以下のものがあると思われる．

① 受診理由：児と保護者が自主的に受診してきた場合，あるいは他施設を受診した場合の受診理由および他施設からの紹介理由など
② 発達歴，医療歴（受療歴），家族歴，教育歴など
③ 過去のアセスメント（心理検査）の結果の概要
④ 認知・発達のアセスメント結果
⑤ 適応行動のアセスメント結果
⑥ コミュニケーションのアセスメント結果

⑦ 直接的な行動観察と保護者面談を含めた診断アセスメントの結果
⑧ アセスメント全体のまとめ，解釈および診断に関する検討
⑨ 支援のためのサービスと介入に関する効果のアセスメントと具体的な提案
⑩ 保護者や医師などの医療従事者に対する社会資源情報の提供（支援組織，福祉サービスの行政部門やソーシャルワーカーに関する情報など）

JCOPY 498-14547

## 【参考文献】

- 齊藤万比古，ほか．臨床医のための小児精神医療入門．医学書院．2014.
- 井上勝夫．テキストブック児童精神医学．日本評論社．2014.
- 村上宣寛．心理テストはウソでした．受けたみんなが馬鹿を見た．日経 BP 社．2005.
- 村上宣寛．心理テストはウソでした．講談社．2008.
- 松嵜くみ子．小児医療における心理・社会的サービスの充実にむけて．日本小児科学会誌．2015; 119: 1719-27.
- 高橋依子，ほか．臨床心理検査バッテリーの実際．逸見書房．2015.
- 土家繁裕．ストップ　ザ　ドクハラ．扶桑社．2003.
- 黒田美穂，ほか訳．自閉症スペクトラム障害の診断・評価必携マニュアル．東京書籍．2014.
- 大野耕策，ほか．診療実践小児神経科改訂第 2 版．診断と治療社．2011.
- 佐々木柾行，ほか．小児神経科診断・治療マニュアル改訂第 3 版．診断と治療社．2015.
- 厚生労働省．平成 24 年度障害者総合福祉推進事業「発達障害児者支援とアセスメントに関するガイドライン」．特定非営利活動法人 アスペ・エルデの会．2013.
- 辻井正次，ほか．発達障害児者支援とアセスメントのガイドライン．金子書房．2014.
- 栗原まな．小児リハビリテーション医学　第 2 版．医歯薬出版．2015.
- 津守　真，ほか．増補　乳幼児精神発達診断法　0 歳～3 歳まで．大日本図書．1995.
- 津守　真，ほか．乳幼児精神発達診断法 3 歳～7 歳まで．大日本図書．1965.
- 九州大学小児科．遠城寺式乳幼児分析的発達検査法　改訂新装版．慶応大出版会．2009.
- 神尾洋子．いま発達障害をどうとらえるか．地域保健．2010; 41; 24-31.
- 片桐正敏．発達水準をアセスメントする Bayley-Ⅲ 乳幼児発達検査．

臨床心理学．2016; 91; 48-51.

- 小林重雄．グッドイナフ人物画知能検査　ハンドブック．三京房．1977.
- 小林重雄，編．グッドイナフ人物画知能検査の臨床的応用．三京房．1989.
- 大島　剛，ほか．発達相談と新版 K 式発達検査．明石書店．2013.
- 田中教育研究所，編．田中ビネー知能検査Ⅴ．田研出版．2003.
- 上野一彦，ほか．日本版 WISC-Ⅳ による発達障害のアセスメント．日本文化科学社．2015.
- 上野一彦，監訳．エッセンシャルズ　WISC-Ⅳ による心理アセスメント．日本文化科学社．2014.
- 飯鉢和子，ほか．日本版フロスティッグ視知覚発達検査　実施要領と採点法手引《尺度修正版》．日本文化科学社．1979.
- 川端秀仁，監訳．発達障害の子どもの視知覚認知問題への対処法　親と専門家のためのガイド．東京書籍．2010.
- 土田玲子，ほか．日本版ミラー幼児発達スクリーニング検査と JMAP 簡易版－その解釈及び関連研究－．パシフィックサプライ．2003.
- 岸本寛史．バウムテスト入門　臨床に活かす「木の絵」の読み方．誠信書房．2015.
- 阿部恵一郎，訳．樹木画テストの読み方　性格理解と解釈．金剛出版．2006.
- 三沢直子．S-HTP に表れた発達の停滞．誠信書房．2014.
- 小川俊樹，ほか．子どものロールシャッハ法．金子書房．2005.
- 松本真理子，ほか．子どものロールシャッハ反応　形態水準と内容．金剛出版．2009.
- 松本真理子，ほか．児童・青年期臨床に生きるロールシャッハ法．金子書房．2013.
- 稲垣真澄，ほか．特異的発達障害　診断・治療のための実践ガイドライン．診断と治療社．2010.
- 林　勝造，ほか．PF スタディ解説（2006 年版）．三京房．2007.
- 秦　一士．P-F スタディ　アセスメント要領．北大路書房．2010.
- 佐野勝男，ほか．精研式　文章完成法テスト解説―小・中学生用―.

金子書房. 1961.

- 宇野 彰, ほか. 小学生の読み書きスクリーニング検査. インテルナ出版. 2006.
- 宇野 彰. 標準読み書きスクリーニング検査 STRAW-R . 臨床心理学. 2016; 91: 41-4.
- 藤田和弘, ほか. エッセンシャルズ KABC-Ⅱ による心理アセスメントの要. 丸善出版. 2014.
- 森脇愛子. 情緒と行動をアセスメントする SDQ. 臨床心理学. 2016; 91: 52-6.
- 佐々木正美, 監訳. 新装版 CARS 小児自閉症評定尺度. 岩崎学術出版社. 2008.
- 古荘純一, ほか. 子どもの QOL 尺度 その理解と活用. 診断と治療社. 2014.
- 前川久男, ほか訳. 日本版 DN-CAS 認知評価システム 実施・採点マニュアル. 日本文化科学社. 2007.
- 前川久男, ほか訳. エッセンシャルズ DN-CAS による心理アセスメント. 日本文化科学社. 2010.
- 田中教育研究所, 編. TK 式幼児用親子関係検査手引. 田研出版. 1992.
- 田中教育研究所, 編. TK 式診断的新親子関係検査. 田研出版. 1972.
- 田中教育研究所, 編. TK 式診断的新親子関係検査手引〔中学生用〕. 田研出版. 1972.
- 若林明雄, ほか. 自閉症スペクトラム指数（AQ）児童用・日本語版の標準化－高機能自閉症・アスペルガー障害児と定型発達児による検討－. 心理学研究. 2007; 77: 534-40.
- 若林明雄. ASD のスクリーニング② AQ. 臨床心理学. 2016; 91: 16-8.
- 対馬 忠, ほか. CAS 不安診断検査解説書 (改訂版). 東京心理. 1963.
- 高橋省己 . ベンダー・ゲシュタルト・テスト・ハンドブック 増補改訂版. 三京房. 2011.
- 高橋省己, 訳. 視覚・運動 ゲシュタルト・テストとその臨床的使用 改訂版. 三京房. 2012.
- 大島一博, ほか. 医療情報の利活用と個人情報保護. EDITEX. 2015.
- 岩野香織, ほか. 心理検査の結果をフィードバックすることの意義: イ

ンフォームド・コンセントの観点から．上智大学心理学年報．2013；37: 25-35.

- 上田剛士，編著．非器質性・心因性疾患を身体所見で診断するためのエビデンス．シーニュ．2015.
- 下山晴彦，黒田美保，編．発達支援のアセスメント．臨床心理学．2016; 92: 131-203.
- 齊藤万比古．発達障害が引き起こす二次障害へのケアとサポート．学研．2009.
- 神田橋條治．精神科講義．創元社．2012.
- 黒木春郎．プライマリケアで診る発達障害．中外医学社．2016.
- 平岩幹男，総編集．データで読み解く発達障害．中山書店．2016.
- 田中康雄．生活障害として診る発達障害臨床．中山書店．2016.

**JCOPY** 498-14547

# 索 引

# 橋本　浩

昭和62年奈良県立医科大学卒業

卒業後は同大学小児科に入局し，小児科・新生児科（NICU）を研修し，国立療養所福井病院小児科にて一般小児科診療，血友病の診療，障害児医療に従事しつつ内科や整形外科病棟の管理当直で経験を積み，その後は診療所にて総合小児科と内科の診療を実践し，平成19年3月から上海市にてセントミカエル病院（中文名称：上海天檀普華医院）などで，欧米やアジア各国の医師と協力して，日本人のみならず世界各国の人々を対象とした内科，総合診療科，小児科を担当．平成23年3月に帰国後，北海道の別海町立病院小児科および三重県の伊賀市立上野総合市民病院総合診療科・小児科の嘱託医を経て，平成27年7月から奈良県の生駒市立病院小児科に常勤医として移籍し，小児科および総合診療科・内科の外来に加え，ERやICU管理当直も担当した．

アレルギー疾患をはじめ，血液疾患，感染症，神経疾患，神経発達障害など様々な分野を総合的に診療してきた経験があり，新生児から高齢者まで外来や入院での診療を実践中．産科救急にも対応する新生児科医でもある．

平成29年春から，東大阪生協病院にて，小児科，内科および総合診療科の医師として，多彩な診療活動に従事している．

平成30年2月より八雲町熊石国民健康保険病院　小児科・内科
令和3年4月より日向回生病院　内科勤務．

主な著書:
| | |
|---|---|
| 中外医学社 | 『かぜ診療の基本』『医療従事者のための臨床小児栄養学入門』『小児漢方治療入門』『小児在宅医療・訪問リハビリテーション入門』『神経発達障害診療ノート』 |
| ミネルヴァ書房 | 『暮らしの科学シリーズ 花粉症 治療とセルフケアQ＆A』 |
| 秀和システム | 『発達心理学がよ〜くわかる本』 |
| 日本実業出版社 | 『早わかり科学史』 |
| 風見書房 | 『お母さんのための小児科講座』 |
| 河出書房新社 | 『図解だれでもわかるユビキタス』 |
| 羊土社 | 『ナースのためのパソコン"超"入門』　　　など |

子どもの心を診る医師のための
発達検査・心理検査入門　　　　　　　ⓒ

| 発　行 | 2017 年 4 月 20 日　　1 版 1 刷 |
| | 2017 年 10 月 20 日　　1 版 2 刷 |
| | 2018 年 7 月 20 日　　1 版 3 刷 |
| | 2021 年 6 月 10 日　　2 版 1 刷 |

著　者　橋　本　　浩

発行者　株式会社　中外医学社
　　　　代表取締役　青　木　　滋
　　　　〒 162-0805　東京都新宿区矢来町 62
　　　　電　話　　03-3268-2701 (代)
　　　　振替口座　00190-1-98814 番

印刷・製本／三和印刷(株)　　　　　　＜ KS・YK ＞
ISBN978-4-498-14547-4　　　　　Printed in Japan